ESSAI

DE

Thérapeutique générale

PUBLICATIONS

DU DOCTEUR GALLAVARDIN (PÈRE)

L'Enseignement clinique en Allemagne, particulièrement à Vienne, 1858, in-8°, de 80 p. 2 »

Voyage médical en Allemagne. — Policlinique, Doctrines médicales, les Universités allemandes, les Professeurs, les Etudiants, etc., 1860, in-8°, de 165 pages........................... 2 50

Projets d'hôpitaux mixtes, allopathiques et homœopathiques. — Mémoire adressé à MM. les Administrateurs des hôpitaux, 1861, in-8°, de 100 pages.............................. 2 »

Expériences sur les malades des hôpitaux, instituées par l'Académie de Médecine, 1862, in-8°, de 60 pages.............................. 1 »

Les Paralysies phosphoriques. Paralysies produites et guéries par le phosphore, 2e édit., 1865, in-8°, de 90 pages........................ 2 »

Causeries cliniques homœopathiques, tome I; 1868, in-8°, de 244 pages (*Epuisé*).......... » »

Causeries cliniques homœopathiques, tome II, renfermant le Chapitre : « *Comment le traitement homœopathique peut améliorer le caractère de l'homme et développer son intelligence* », 1882, in-8°, de 252 pages....................... 5 »

Alcoolisme et Criminalité. Traitement médical de l'ivrognerie et de l'ivresse, 1889, in-12, de 226 pages (*Traduction anglaise*: **The Homœopathic Treatment of Alcoholism.** Philadelphia : Hahnemann publishing House, 1890)....... 3 »

L'Alimentation qui procure le plus de force musculaire, intellectuelle et morale. Extrait du *Lyon Médical*, 1893.................... 1 »

Psychic Medecine and Plastic Medecine. *The Medical Advance*, July, 1893, p. 159-180; Chicago.

Traitement médical de la Passion génitale, 1896, in-12, de 92 pages.................. 2 »

Paraîtra ultérieurement :

Traité d'Hygiène humaine.

ESSAI

DE

Thérapeutique générale

PAR

Le Dr JULES GALLAVARDIN

LYON

IMPRIMERIE Paul LEGENDRE & Cie

14, rue Bellecordière, 14

1905

PRÉFACE

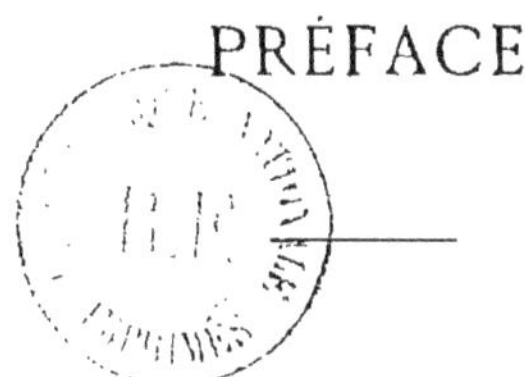

Le lecteur, en feuilletant ces quelques pages, verra bien, par le nombre des citations faites, que l'auteur n'apporte ici aucune idée nouvelle. Cette conduite, permettant de respecter les préjugés du lecteur, est surtout une sauvegarde pour l'auteur. Dans ses Lettres sur les lois de la thérapeutique, Faivre, souvent cité dans ce travail, invoque le même argument. Il prévoit déjà le contradicteur lui objectant que telle idée n'est pas de son invention: « Tant mieux, lui répond-il, car la plus grande crainte que j'aie est justement que l'on pense que j'invente quelque chose ». Cherchant « simplement à formuler *une idée qui se fait jour* dans tous les livres *de médecine qui traitent de la thérapeutique sans parti pris », il imite la prudence et le désintéressement de ceux qui, déposant*

« la précieuse graine dans un livre bien modeste » la laissaient germer assez lentement pour ne pas subir la peine... de récolter ce qu'ils avaient semé (Lyon Médical, *1869, II, 154, 226*).

Le lecteur s'étonnera sans doute aussi que des idées glanées un peu partout se présentent à sa bienveillance sous une étiquette bien prétentieuse. Son étonnement légitime lui fera se demander si le droit d'exposer des idées générales appartient au jeune écolier plutôt qu'au vieux praticien. Si les idées générales sont le résultat de la pratique du maître, ne sont-elles pas aussi le guide nécessaire de l'élève? La preuve en est dans ce fait que le maître conserve, dans l'enseignement, l'habitude d'exposer ces idées générales dans des « Leçons d'ouverture ». Et le maître, du haut de sa chaire, ne demande pas à être cru sur parole. Il cherche plutôt à développer l'esprit critique dans l'intelligence de ses jeunes auditeurs, et son droit d'exposer des idées générales n'enlève pas à ses élèves le devoir de les comprendre, de les raisonner et de les vérifier par la pierre de touche de l'expérience.

CHAPITRE PREMIER

TOUT AGENT PHYSIQUE OU CHIMIQUE PROVOQUE DANS L'ORGANISME SAIN OU MALADE, SUIVANT LA QUANTITÉ GRANDE OU PETITE DE L'AGENT, DEUX GROUPES DE SYMPTOMES OPPOSÉS : EFFETS ACTIFS ET EFFETS RÉACTIFS.

Les sciences médicales sont des sciences expérimentales, les faits qu'elles étudient parviennent à notre connaissance grâce à l'observation et à l'expérimentation. La constatation de ces faits est donc la première phase de nos recherches, leur interprétation en est la seconde. Mais est-il permis, avant de constater un fait, d'avoir une « idée directrice », une « idée préconçue » ? Claude Bernard le pensait quand il prétendait que, dans l'étude des faits, « les observations doivent être conduites logiquement, en vue de servir de vérification à une hypothèse ou idée préconçue », mais il ajoutait que l'on doit « chercher la vérification et non la preuve de son idée » car, l'esprit ne doit pas être « prédisposé à subir l'empire d'une idée fixe qui lui fait exagérer ce qui se rapporte à l'idée qu'il poursuit en négligeant tout le reste ». Nous devons donc rester l'esclave des faits avant d'être l'esclave de nos idées, et c'est pour cela que de nombreux tâtonnements empiriques doivent nécessairement précéder nos connaissances les plus raisonnées. « Si l'on donnait, par exemple, à un physiologiste, une substance toxique sur l'origine et la nature de laquelle il n'aurait aucun renseignement, il lui serait impossible d'avoir un point de départ rationnel pour concevoir une hypothèse probable. Alors, ce physiologiste ferait une première expérience, en quelque sorte à tout hasard, afin que le résultat obtenu quel qu'il soit, donne à l'esprit un premier jalon pour établir l'hypothèse qui appellera à sa vérification de nouvelles expériences et ainsi de suite » (1).

Cette prudence et cette sagacité, nécessaires à l'esprit pour ne pas prendre une interpréta-

---

(1) Claude BERNARD. — *Leçons sur les propriétés physiologiques et les altérations des liquides de l'organisme*, tome I, p. 4 et 5.

tion pour une constatation, ont été les qualités dominantes de Cl. Bernard et nous devons nous inspirer de sa méthode scientifique pour étudier les effets produits dans un organisme sain ou malade par les agents physiques ou chimiques.

Effets des agents physiques.

En lisant le protocole des expériences relatant certains effets produits sur l'organisme par des causes physiques ou chimiques, on est frappé de la contradiction des observateurs ou expérimentateurs en ce qui concerne ces effets.

Ces contradictions sont-elles dues à des erreurs d'observation ?

Et, si l'observation est juste, pourquoi y a-t-il contradiction ?

La contradiction n'est souvent qu'apparente et s'explique souvent par la différence des méthodes employées par les expérimentateurs.

Etudions d'abord les effets produits dans un organisme par les agents physiques et prenons, comme exemple, l'expérience suivante :

Electrisation du nerf sciatique.

En ce qui concerne les effets vaso-moteurs, l'électrisation a révélé :

1° De la vaso-constriction pour certains observateurs ;

2° De la vaso-dilatation pour d'autres observateurs.

Dastre et Morat (1), reprenant les expériences de leurs devanciers, ont expliqué ces contradictions en constatant que l'électrisation produisait l'un et l'autre. La conclusion des expériences de ces auteurs est celle-ci : « *Toujours l'effet immédiat de l'excitation du sciatique est une constriction des vaisseaux périphériques; l'effet consécutif est une dilatation de ces mêmes vaisseaux* ».

Même constatation après l'électrisation du sympathique cervical.

Ces résultats prouvent-ils l'existence de nerfs vaso-constricteurs et de nerfs vaso-dilatateurs? Comme Vulpian, Dastre et Morat pensent « que les vaso-dilatateurs ne sauraient être considérés comme les antagonistes des

---

(1) Dastre et Morat. — *Recherches expérimentales sur le système nerveux vaso-moteur.* — Paris, 1884. Premier mémoire : De l'innervation des vaisseaux cutanés, p. 40.

vaso-constricteurs, par la raison fort simple que ces derniers sont dans un état d'activité permanente, tandis que les autres n'agissent qu'à intervalles ». L'idée suivante permet de mieux comprendre ce que sont « l'*effet immédiat* et « l'*effet consécutif* ». D'après Dastre et Morat, la vaso-dilatation n'est pas, comme le prétendait Schiff, le résultat « d'une action directe des nerfs dilatateurs sur les vaisseaux, sur leur tunique contractile. La théorie de la *dilatation active* ne résiste pas à l'examen : il n'y a pas d'instruments qui puissent activement dilater les vaisseaux. La disposition annulaire des éléments musculaires de la paroi ne permet de comprendre qu'une seule modification active de calibre : la constriction ». Par suite « la dilatation du vaisseau ne peut résulter que de la suppression d'activité de l'une des parties de cet appareil, en un mot la dilatation est *névro-paralytique* ».

A ce fait : effet immédiat suivi d'un effet consécutif, Dastre et Morat ont essayé de donner le même nom que Claude Bernard avait déjà donné à des faits analogues : *interférence nerveuse*. Ils ont fait remarquer que cette désignation n'était « qu'une définition, l'imposition d'un nom particulier à un phénomène accepté de tous ».

Cl. Bernard (1) s'était servi de ce terme : interférence nerveuse, à propos de la dilatation des vaisseaux provoquée par l'excitation de la corde du tympan. Il opposait ainsi cette « action paralysante de la corde du tympan sur le nerf sympathique » à la vaso-constriction produite par l'excitation du sympathique. Mais ces deux résultats opposés sont le fait de deux expériences distinctes, tandis que, dans les faits rapportés par Dastre et Morat, la dilatation suit la constriction, et cela dans la même expérience.

En ce qui concerne la dilatation survenue après la constriction, lors de l'électrisation du sympathique, Dastre et Morat avaient aussi tenté de donner un nom à cet effet consécutif en disant que cette surdilatation était le « résultat d'un affaiblissement réactionnel du sympathique ». Ce qualificatif de *réactionnel*, que nous retiendrons de préférence à celui d'interférence nerveuse, n'est pas nécessairement une explication. On peut aussi regarder ce terme simplement comme la *définition* d'un *phénomène constaté par tous*.

Dans les expériences de Dastre et Morat nous

(1) Cl. Bernard. — *De la Physiologie générale*, Paris, 1872, p. 92.

voyons que, après l'effet *primitif* de l'excitation du nerf, cet effet réactionnel (*consécutif*) apparaît ordinairement après la *cessation* de l'excitation. Nous retrouverons d'autres faits analogues.

Dans d'autres expériences citées plus loin, expériences mettant aussi en évidence deux séries d'effets opposés, nous verrons qu'il existe un rapport entre l'apparition d'une seule série d'effets et l'intensité de l'excitation. Lors de l'électrisation du sciatique, le résultat est le même, soit avec des courants faibles, soit avec des courants forts, car il existe une intensité-limite pour la production de l'effet immédiat. Notons, toutefois, que « cet *effet consécutif* (dilatation) est d'autant plus prononcé que l'excitation a été plus intense, plus prolongée et plus fréquemment répétée ».

Effets locaux du traumatisme et de la température extérieure sur les vaisseaux et la circulation.

Marey (1) avait mis déjà en évidence cette alternance de vaso-constriction et de vaso-dilatation des vaisseaux cutanés.

---

(1) MAREY. — *Physiologie médicale de la circulation du sang*, Paris 1863, p. 314-317.

N'appliquant pas l'excitant physique sur le nerf, mais agissant directement sur les éléments musculaires de la paroi des vaisseaux, il constatait que l'intensité de l'excitation influait sur la production des effets opposés. « Un grand nombre d'agents physiques ou chimiques, appliqués aux vaisseaux, produisent sur eux des effets bornés sensiblement aux points où ils ont été portés, et variables suivant l'énergie ou la durée d'application de ces agents ». Henle avait déjà vu que « la contraction vasculaire est suivie d'un relâchement secondaire qu'il appelle *paralysie des vaisseaux* ». Marey institue deux expériences nouvelles en choisissant le traumatisme, c'est-à-dire la contusion à ses différents degrés pour servir de stimulus à la contractilité des artères.

1° *Une excitation modérée, portée sur un point des téguments, y produit la contraction des vaisseaux.* — Expérience : Si l'on opère sur le dos de la main, par exemple, et qu'on frotte un corps mousse sur la peau en traçant une ligne, au bout de vingt ou trente secondes d'ordinaire apparaît une *raie pâle* sur le trajet de l'instrument. Cette ligne est due à la contraction des vaisseaux touchés qui, moins perméables au sang, rendent la coloration des téguments plus pâle ; elle persiste pendant un certain temps.

2° *Une excitation trop forte épuise la con-*

tractilité des vaisseaux et amène leur relâchement. — Expérience : Dans les mêmes conditions que tout à l'heure, si l'instrument contondant a été appuyé avec plus de force, au lieu d'une ligne pâle apparaît une *ligne rouge* qui nous semble due à la paralysie des vaisseaux. — Ceux-ci, ayant été trop excités, se laissent distendre par la pression sanguine. — Sur les côtés de la ligne rouge se voient deux *liserés blancs* correspondant aux parties qui, situées en dehors du maximum d'action de l'instrument, n'ont été excitées que juste assez pour qu'elles puissent réagir.

Dans une autre expérience Marey constate les faits suivants : « Le froid fait contracter les vaisseaux, la chaleur les relâche ; de là résultent des changements dans la circulation de ces tissus : le froid la ralentit, la chaleur l'accélère. Les faits qui prouvent cette action des changements de température sur la contractilité des vaisseaux sont trop connus pour que nous ayons besoin de les énumérer. Signalons, toutefois, que chacun des effets produits sur les vaisseaux est suivi, en général, d'un effet inverse qu'on a appelé *réaction* ».

Dans ces faits rapportés par Marey, même en tenant compte d'autres phénomènes qui peuvent modifier le résultat des expériences (accoutumance, pression intérieure ou extérieure sur la paroi des vaisseaux), l'on voit très bien que les effets opposés, dus au traumatisme, ont un rapport avec la quantité de l'agent physique. Ce rapport est mis aussi en évidence par le fait suivant.

Effets généraux de traumatisme sur le système nerveux.

Étudiant l'influence d'un agent physique, non sur l'état local, mais sur l'état général, François Franck (1) a bien décrit ces effets opposés.

« Dans l'état syncopal, dit-il, alors que les réactions circulatoires sont à peu près absolument absentes, l'emploi des révulsions énergiques à la surface de la peau, l'irritation des muqueuses des premières voies respiratoires produisent une sorte de réveil des fonctions nerveuses centrales frappées d'inertie momentanée. C'est un cas *d'effet dynamique avec réaction dynamogénique* ».

Il ajoute : « Les accidents du choc traumatique, avec cet alanguissement des actions nerveuses, cette dépression générale de prove-

(1) François Franck. — Etude des principaux effets circulatoires locaux et généraux de la révulsion cutanée. *Gazette hebdomadaire de Médecine et de Chirurgie*, 8 octobre 1892 (Congrès de Pau).

nance centrale, cet abaissement de température qui résulte du ralentissement des échanges organiques, etc., représentent au *maximum* les conséquences inhibitoires d'une irritation sensitive, c'est-à-dire l'effet inverse du précédent, une *manifestation dynamique dépressive* ».

C'est le même agent physique qui a produit ces effets opposés. Dans le premier cas, l'administration de l'agent physique (révulsions énergiques à la surface de la peau) était très faible comparée à l'administration de ce même agent physique (choc traumatique) dans le second cas. Aussi, peut-on expliquer par la différence d'intensité, les deux effets opposés obtenus. Dans le premier cas, on constate un *réveil des fonctions nerveuses centrales frappées d'inertie momentanée* et, dans le second cas, on note l'effet inverse du précédent : *dépression générale de provenance centrale*.

Effets généraux de la température extérieure sur un organisme vivant.

Avant François Franck, Faivre (1) avait étudié les effets produits sur l'organisme par

---

(1) FAIVRE Joseph. — Lettres sur les Lois de la thérapeutique, *Lyon Médical*, II, 1869, nos 12, 13, 14 et 15.

les agents physiques qu'il appelait *agents naturels*. Il avait aussi constaté la production des effets opposés. Il dit à propos des effets de la chaleur :

« Si nous enlevons du calorique à un être vivant, en le plongeant dans l'eau froide pendant un temps très court, nous observons que, par un acte de spontanéité que l'on a justement nommé *réaction*, il tend à se ramener lui-même à sa température initiale après une courte oscillation. Je n'examine pas ici par quelles fonctions ce phénomène se produit ; cela n'importe pas à ma thèse. Il y arrive, c'est un fait, et il me suffit. Si la soustraction de la chaleur est très prolongée, la réaction tend à se faire nonobstant ; mais elle n'aboutit pas, car, en définitive, si on enlève continuellement à un être vivant *trois* de chaleur pendant qu'il en fait *deux*, il perd *un*. Il est vaincu comme un ressort qui finit par perdre son élasticité par la *continuité* de la tension qu'on lui fait supporter. Si, par hypothèse différente, la température est abaissée à un degré excessif, l'être vivant est tué par congélation, absolument comme un ressort est forcé par un *excès* de tension.

« Si, au lieu d'abaisser la température, on l'élève, les phénomènes de réaction se produisent d'une manière analogue, mais inverse, et si la température devient excessive soit comme durée, soit comme intensité, la vie s'éteint en dépit de la réaction vitale ; le ressort se trouve forcé en sens inverse des circonstances signalées tout à l'heure ». (*Lyon Méd.*, II, 150, 151).

L'on voit donc, par ces expériences, qu'au froid imposé et subi momentanément « pendant un temps très court » ou, ce qui revient au même, administré avec une faible intensité, l'organisme, après avoir éprouvé non seulement la sensation de froid, mais aussi une diminution de chaleur, tend à *réagir*, produisant un effet consécutif inverse à l'effet primitif.

Effets locaux de la température extérieure sur la température d'une partie d'un organisme vivant.

Hahnemann (1), un des premiers, avait observé ces effets opposés produits par les agents physiques. Citons les deux faits suivants :

« Une main qu'on a tenue plongée dans l'eau

(1) HAHNEMANN. — *Exposition de la doctrine médicale homœopathique*, ou *Organon de l'art de guérir*, traduction Jourdan, 3e édition. Paris 1845, § 65, p. 151.

chaude a bien plus de chaleur d'abord que l'autre qui n'a pas subi l'immersion (effet primitif) ; mais, quelque temps après avoir été retirée de l'eau et bien essuyée, elle se refroidit, et devient enfin beaucoup plus froide que celle du côté opposé (effet secondaire).

« Un bras qui est resté longtemps dans de l'eau à la glace est d'abord bien plus pâle et plus froid que l'autre (effet primitif) ; mais, qu'on le retire de l'eau et qu'on l'essuie avec soin, il deviendra non seulement plus chaud que l'autre, mais même brûlant, rouge et enflammé (effet secondaire).

Dans ces deux faits nous voyons, comme lors de l'électrisation du nerf sciatique, que l'effet consécutif apparaît après la cessation de l'administration de l'agent physique.

L'effet consécutif était appelé, par Hahnemann, effet secondaire ou *de réaction*. C'est, nous l'avons vu, le même terme qu'ont employé, après lui, Faivre, Dastre et Morat, François Franck.

Effets des agents chimiques.

L'étude des effets des agents chimiques mettra en évidence, dans un organisme vivant, ces mêmes effets opposés. Le détail des expériences faites avec les agents chimiques mettra mieux en relief des points qui nous paraissaient obscurs lors de la constatation des effets opposés provoqués par les agents physiques. Après l'examen des faits, nous verrons si, pour chercher le rapport existant entre chacun de ces effets opposés, l'on doit tenir compte de l'ordre d'apparition de ces effets dans le temps, ou de la quantité de l'agent chimique.

Dans les expériences, nous noterons bien quelques modifications ou quelques différences apparentes imputables à la méthode d'administration de l'agent chimique ou à d'autres conditions, mais il semble, qu'en raison même de ces différences, les résultats obtenus permettront mieux de comprendre le mécanisme de production de ces effets opposés.

En effet, l'agent chimique peut être, par sa constitution, totalement différent des corps chimiques composant l'organisme ; ce qui n'a pas été pour l'agent physique : chaleur. Les effets produits par une substance totalement étrangère à cet organisme feront mieux saisir le sens de ces effets obtenus, car, quand on étudie l'effet de la chaleur sur un être vivant, il faut tenir compte, dans les résultats, de la chaleur préalable de cet organisme. L'agent chimique sera porté à l'intérieur même de l'être vivant, soit par ingestion, soit par injection, produisant ainsi surtout des effets généraux. La balance déterminera d'une façon précise la quantité de l'agent chimique provoquant l'un ou l'autre de ces effets opposés dans un organisme dont l'état préalable sera la santé ou la maladie.

La production de ces effets opposés semble toujours surprendre le physiologiste qui les met en évidence, parce que souvent, dans ses expériences, ils surviennent au moment où il s'y attend le moins. Subissant l'influence de ses études préalables concernant les phénomènes physico-chimiques, l'observateur a raison, en effet, quand il aborde l'étude des phénomènes biologiques, de s'étonner en constatant des faits n'ayant pas d'analogie avec ceux observés dans la nature inorganique.

Ces effets opposés ont été observés, ces derniers temps, à propos des *ferments* et surtout de la *cellule*, unité vivante végétale ou animale, productrice de ferments. Ces mêmes effets opposés ont été autrefois constatés dans des organismes plus complexes, agrégats de cellules. Ces effets opposés se manifestent sous l'influence des agents chimiques comme des agents physiques, mais il semble que les observateurs qui les signalent se préoccupent de les additionner plutôt que de les généraliser ou, lorsqu'ils les mettent sous forme de loi générale, ils n'en montrent pas leur application.

La constatation de ces effets opposés n'est pas une illusion. Rabuteau l'affirmait clairement. « Il est d'observation vulgaire que, chez le même individu, un même médicament administré à des doses différentes, et suivant des modes variables, produit parfois des effets diamétralement opposés. Il fut un temps, peu éloigné, où ces résultats contraires jetaient du discrédit sur la science thérapeutique. Mais, aujourd'hui, plusieurs de ces phénomènes ayant été étudiés de plus près, s'expliquent complètement, et des effets contraires, qui paraissaient naguère impossibles, sont maintenant des résultats obligés » (1).

Effets de quelques substances chimiques sur la fermentation.

Dans les expériences sur les fermentations, la constatation des effets opposés est très fréquente.

Expérimentant sur des cellules végétales, comme il l'avait fait sur des cellules animales,

---

(1) A. Rabuteau. — *Traité élémentaire de Thérapeutique et de Pharmacologie*, 4e édition, Paris, 1884, p. 18.

H. Schulz constate l'influence déprimante ou excitante qu'une substance chimique exerce sur des cellules de levure. C'est ainsi que le sublimé, toxique pour le protoplasma de ces cellules, s'il est en solution concentrée, augmente, quand il est dilué (1 : 800.000), la vitalité de ces cellules, qui produisent alors une fermentation plus active. Schulz obtient des résultats analogues avec l'iode, le brome, l'acide arsénieux, l'acide chromique, l'acide salicylique et l'acide formique.

Ch. Richet, étudiant la fermentation lactique, a trouvé que le chlorure de lithium, toxique pour le ferment lactique, pouvait, à très petite dose, stimuler cette fermentation. Pour lui, les métaux les plus toxiques peuvent avoir une action stimulante.

Effets de la Potasse ou de la Soude sur l'épithélium vibratile.

Virchow (1) avait aussi constaté que, sous l'influence d'une solution très étendue de potasse ou de soude, les mouvements des cils de l'épithélium vibratile étaient manifestement augmentés et que ces mouvements cessaient sous l'influence de solutions plus concentrées, toxiques pour les cellules.

---

(1) *Virchow's Archiv*, 1854, Bd. VI, 133.

Effets locaux de quelques solutions salines, de l'atropine sur la circulation.

Toute cellule d'un organe d'un être vivant quelconque est susceptible d'éprouver l'un ou l'autre de ces effets opposés. « Thomson, Warthon-Jones et d'autres auteurs ont vu que, si l'on fait agir sur les vaisseaux des agents chimiques, des solutions salines par exemple, suivant leur degré de concentration, ces solutions produiront des effets tout opposés : faibles, ces solutions feront contracter les vaisseaux ; plus concentrées, elles en amèneront la dilatation » (1).

Rabuteau (2) analyse mieux ces faits observés par Warthon-Jones, et confirmés par Brown-Sequard, quand il dit au sujet de l'atropine : « Lorsqu'on examine sous le microscope la membrane interdigitale d'une grenouille, soit qu'on ait appliqué directement sur cette membrane une solution de sulfate d'atropine, soit qu'on ait fait pénétrer chez l'animal le poison par un point quelconque, proche ou éloigné, du point en obervation, on remarque une accélération instanta-

(1) MAREY. — *Loc. cit.*, p. 315.

(2) RABUTEAU. — *Eléments de Thérapeutique et de Pharmacologie*, Paris, 1872, p. 695.

née et considérable du courant sanguin, accélération qui peut persister longtemps, trois heures, quatre heures par exemple, lors même que la dose employée est faible.

« Dès le début, avec le micromètre, on constate que le calibre des artérioles diminue parfois du tiers, ou même de la moitié, mais qu'il ne s'efface jamais complètement. Cette diminution du calibre des artérioles coïncide toujours avec l'accélération de la circulation. En même temps la patte de la grenouille s'injecte, mais ce résultat est surtout évident lorsqu'on augmente les doses. Les capillaires se dilatent ; de nouveaux vaisseaux de cet ordre deviennent visibles là où l'on n'en voyait pas ; la circulation s'entrave dans ces vaisseaux ; le sang éprouve des oscillations dans les capillaires dilatés ; les globules s'accumulent et finissent par rester en repos. La stase commence toujours à s'établir dans les capillaires et dans les veinules, puis, secondairement, le sang s'arrête dans les artérioles qui se dilatent à leur tour sous l'influence des globules sanguins qui s'y accumulent. Ainsi, à une augmentation de la circulation dans les capillaires succède une hypérémie active ».

Ces résultats dépendent d'une excitation, puis d'une paralysie des fibres musculaires lisses. « Ainsi se trouve expliqué l'*érythème belladoné*, la *rougeur scarlatiniforme* qu'on observe fréquemment après l'administration de l'atropine sur les muqueuses et parfois sur les téguments externes de la face et du tronc. La rougeur de la peau commence dans les parties les plus élevées et progresse en envahissant successivement le cou et le tronc. Elle coïncide souvent avec un gonflement du visage, une saillie des globes oculaires et une injection des conjonctives ». Ces symptômes sont provoqués par des doses toxiques et non par des doses minimes qui produisent l'effet contraire, la vaso-constriction.

Effets de l'alcool sur le système nerveux et sur les sécrétions gastriques.

L'alcool montre bien ces deux effets opposés dans son influence sur l'organisme. Des professeurs éprouvent même le besoin de faire connaître au peuple, par voie d'affiche, ces effets opposés : « L'excitation artificielle que l'alcool procure fait bien vite place à la dépression nerveuse et à la faiblesse » (1).

Cl. Bernard (2) avait aussi constaté, dans ses

---

(1) Debove et Faisans. — Affiche anti-alcoolique placardée par l'Assistance publique.

(2) Cl. Bernard. — *Leçons sur les effets des substances toxiques et médicamenteuses.* Paris, 1857, p. 430, 433.

expériences sur les sécrétions gastriques, que l'alcool en petite quantité pouvait « devenir un excitant des sécrétions », tandis que l'alcool concentré, administré « à des animaux en digestion depuis un certain temps, arrêtait la digestion commencée ». Dans ce dernier cas, l'alcool « diminue », ou « arrête » les sécrétions gastriques.

Hahnemann, avant ces auteurs, avait observé ce double effet physiologique de l'alcool. « Les boissons spiritueuses, après avoir accru la force et la chaleur, doivent, en vertu de la réaction de la force vitale, avoir l'effet contraire pour résultat consécutif » (1).

Effets du camphre, de l'opium et des vésicatoires.

Un pharmacien de Lyon, Paul-Antoine Cap (2), en 1821, expose dans une modeste

---

(1) S. Hahnemann. — *Doctrine et traitement homœopathique des maladies chroniques*, traduction Jourdan, 2e édition. Paris, 1846, tome I, 154.

(2) Mémoire sur cette question : « *Déterminer si, dans l'état actuel de nos connaissances, on peut établir une classification régulière des médicaments, fondée sur leurs propriétés médicales* » ; ouvrage auquel la Société de Médecine de Paris a décerné une médaille d'or, dans sa séance du 20 février 1821, par Paul-Antoine Cap, Lyon, 1823. Cet auteur, en signalant les

brochure plusieurs grandes idées, qui, d'après lui, doivent être les idées fondamentales d'une matière médicale et d'une thérapeutique scientifiques. Constatant les effets opposés il écrivait : « La distinction entre les effets primitifs et secondaires des médicamens, la véritable doctrine des *médications* est encore si récente, qu'à peine a-t-on pu recueillir quelques données certaines sur l'action immédiate d'un petit nombre de substances médicinales... Ainsi, par exemple, le camphre est tantôt employé comme sédatif, tantôt comme stimulant; l'opium est rangé parmi les excitans du système circulatoire ou les calmants du système nerveux... Des médecins observent que les vésicatoires accélèrent le mouvement des

---

effets opposés des substances chimiques, recommande, en thérapeutique, l'utilisation de l'effet secondaire d'une substance employée dans un excipient ou, en nature, « dans un état de division extrême », en ayant soin de ne pas dépasser une certaine proportion. Afin d'accroître la masse des connaissances *positives* sur lesquelles doit s'appuyer la matière médicale il conseille « l'emploi isolé de chaque médicament » et l'expérimentation « sur un sujet sain » insistant sur les expériences à faire « sur des individus de sexe, d'âge et de tempérament divers, d'abord dans l'état de santé, ensuite dans l'état de maladie, ou même dans les différentes périodes de chaque affection pathologique ».

artères, d'autres affirment, au contraire, qu'ils ralentissent la vitesse du pouls et diminuent la chaleur animale... Quelle confiance ajouter à des assertions aussi contradictoires ? Comment, sur de telles garanties, oser assigner à un médicament sa véritable place dans nos cadres de classification ? Tout est à faire dans ce grand ouvrage, les sujets et les expériences, les faits et la doctrine ; il faudra renverser pour reconstruire, mettre partout le doute à la place de la certitude et se tenir d'autant plus en garde contre l'erreur, qu'il semble que la célébrité se soit attachée de préférence à ce qui devait le moins la justifier, aux moyens les plus bizarres, aux substances les plus inertes, aux compositions les plus ridicules !... » (p. 26).

Dans ces expériences, la quantité de la substance joue un rôle dans la production de ces effet opposés. Pour cette raison, appelons *actifs* les effets produits par une grande quantité de la substance et *réactifs* ceux produits par une quantité plus petite, nous réservant de donner plus loin l'explication de ces termes.

*
* *

La production de ces effets opposés subit aussi quelques variations. L'apparition dans le temps de l'un ou de l'autre de ces effets est changée si l'on modifie le mode d'administration de la substance. Parfois celui qui se produisait le premier ne se produit qu'après celui qui apparaissait en second lieu. Ce cas se présente quand, au lieu d'administrer la substance en petite quantité ou par doses fractionnées, on l'administre d'emblée en grande quantité.

*
* *

Des observations mieux faites encore ont permis de constater, dans le cas d'introduction lente de la substance, que l'organisme présentait, après les effets opposés et lors de l'élimination de cette substance, une nouvelle série d'effets semblables à ceux du début. Ce sont les *effets réactifs de retour*.

Martin Magron et Buisson (1) ont prouvé que l'empoisonnement des grenouilles par une forte quantité de strychnine déterminait, après une période très courte de faibles convulsions, période quelquefois *presque nulle*, des phénomènes paralytiques comme dans l'intoxication

(1) Vulpian. — *Leçons sur la physiologie générale et comparée du système nerveux*. Paris, 1866, p. 448.

par le curare. Vulpian, en laissant ces grenouilles dans un endroit frais, constate que « l'élimination du poison se fait peu à peu, les modifications de la moelle épinière disparaissent progressivement ; il se fait une sorte de réparation par le repos et la nutrition ; la léthargie se dissipe plus rapidement encore que dans l'empoisonnement par le curare, et alors on observe les mêmes phénomènes qui avaient précédé cette mort apparente. Pendant une période qui varie de quelques heures à deux ou trois jours, on voit survenir des convulsions qui cessent ensuite tout à fait, et l'animal revient entièrement à l'état normal ».

Seize ans plus tard, Vulpian (1) confirme le résultat de ses premières expériences, et décrit ainsi le retour à l'état normal d'une grenouille dont l'état de mort apparente était dû à l'action paralysante de la strychnine : « Si la dose n'est pas excessive, et si l'animal est mis dans un endroit frais et humide, l'état de résolution musculaire cesse après plusieurs heures, après vingt-quatre ou trente-six heures, par exemple ; la respiration pulmonaire se rétablit peu à peu, puis les mouvements spasmodi-

---

(1) A. Vulpian. — *Leçons sur l'action physiologique des substances toxiques et médicamenteuses.* Paris, 1882, p. 432., 611.

ques reparaissent progressivement, d'abord faibles, puis de plus en plus forts et sous forme d'accès semblables à ceux de la première période de l'intoxication. Ces accès sont, d'ailleurs, séparés par des intervalles plus ou moins longs de calme, pendant lesquels l'animal ne reprend pas son attitude normale. Il reste en repos, les membres étendus dans la flaccidité ; les paupières et l'appareil hyoïdien sont les seules parties qui aient repris leurs mouvements ordinaires. Le moindre contact exercé sur un point quelconque du corps de la grenouille, un choc un peu violent sur la table sur laquelle elle est placée provoquent immédiatement un accès tétanique.

« Cette période de retour peut durer très longtemps, dix, quinze, voire même trente jours ; mais, dans les derniers jours, les accès, soit ceux qui sont spontanés en apparence, soit ceux qui sont expérimentalement provoqués, diminuent d'intensité et de durée ; l'animal reprend, dans l'intervalle, son attitude normale. Puis il n'y a plus qu'une légère exagération de l'excitabilité ; l'animal, si on le touche, ou si l'on frappe le vase dans lequel on l'a placé, sursaute brusquement et raidit, pendant un court instant, les muscles des membres postérieurs, sans étendre même complètement ces membres ; enfin, cette excitabilité morbide et ses effets s'atténuant progressivement, la grenouille revient entièrement à l'état normal ».

La brucine provoque des effets analogues. « Les grenouilles rousses et vertes, empoisonnées par la brucine, lorsqu'on les laisse dans un endroit frais et qu'on les empêche de se dessécher, sortent de l'état de résolution musculaire complète, au bout de moins de vingt-quatre heures ; les grenouilles rousses offrent alors de nouveau des convulsions, comme les grenouilles empoisonnées par la strychnine dans la période que nous avons appelée *de retour* ; les grenouilles vertes respirent de nouveau librement, mais sont encore paralysées, flasques, et ne présentent que de faibles spasmes des paupières, des muscles de l'abdomen et des membres antérieurs lorsqu'on touche un point quelconque de leurs téguments »

Chez les grenouilles strychnisées qui ne meurent pas, F. Collin (1) a aussi observé, après la période de résolution musculaire, cette « période fort curieuse, dite de retour,

---

(1) F. Collin. — *Sensibilité comparée des réactifs chimiques et physiologiques de la strychnine*. Th. Lyon, 1899-1900.

pendant laquelle l'animal présente de nouvelles convulsions entrecoupées par des périodes de calme ».

Faivre constate les mêmes faits à propos de l'éther ou du chloroforme. « Quand vous administrez un médicament à dose coercitive, vous ne le jetez pas dans le torrent circulatoire avec une telle vitesse qu'il ne soit possible de distinguer, à cette intromission, un commencement, un milieu et une fin... A peine l'éther est-il introduit dans le sang que l'excitation commence, le malade s'agite. Arrive ensuite l'effet coercitif qui persiste pendant un temps variable comme celui de l'administration de l'anesthésique. Dès que cette administration vient à cesser, les phénomènes se reproduisent en sens inverse, et l'agitation réactionnelle sert encore d'intermédiaire entre l'effet coercitif de l'éther et le retour à l'état normal ». (*Lyon Méd.*, II, 227).

Cl. Bernard (1) fait les mêmes observations au sujet de la morphine. A propos de la phase d'excitabilité que cette substance provoque chez la grenouille, il pense qu'elle « se produit aussi pour les autres animaux et pour l'homme,

---

(1) BERNARD. — *Leçons sur les anesthésiques et sur l'asphyxie*. Paris, 1875, p. 197.

quoiqu'on ne paraisse pas s'en être jamais préoccupé quand on administre de la morphine ». Il ajoute : « Après cette période d'excitabilité exagérée, la prostration va, en général, en croissant pendant un certain temps sous l'influence de la morphine et persiste assez longtemps. Puis l'animal revient à lui, et se réveille en passant par une nouvelle période d'excitabilité. Les phénomènes intellectuels sont les premiers atteints et aussi les derniers à reparaître ; il faut souvent attendre vingt-quatre heures avant de constater le retour de l'état normal à cet égard ».

Rabuteau (1) signale aussi des faits analogues produits par la ciguë : « Lorsque la dose de la cicutine n'a pas été assez forte pour entraîner la mort, la période paralytique est suivie d'une période de retour. Le mouvement revient d'abord, puis la sensibilité générale ». Cet auteur résume ainsi les effets principaux de la conicine : « 1º Excitation au début et même convulsions, si l'on fait pénétrer tout d'un coup une dose suffisante de poison dans le sang ; (cette excitation n'a pas lieu après l'ingestion des feuilles ou des graines de ciguë,

---

(1) A. Rabuteau. — *Traité élémentaire de thérapeutique et de pharmacologie*, 4e édition, Paris, 1884, p. 533, 534.

comme le prouvent les cas d'empoisonnement chez l'homme) ; 2° Paralysie des mouvements volontaires d'abord, puis des mouvements involontaires et diminution de la sensibilité ; 3° Excitation convulsive de retour lorsque le cicutisme disparaît. Ces convulsions de retour se manifestent toujours chez les oiseaux et chez les mammifères ».

*
* *

Les conditions dans lesquelles se trouve l'organisme peuvent faire varier les résultats. C'est ainsi que Lépine (1) a constaté que l'électrisation du sciatique provoquait, chez le chien, le réchauffement de la patte, quand celle-ci était froide, et son refroidissement quand elle était chaude.

Il faut donc tenir compte de l'état préalable de l'organisme, les variations de cet état préalable entraînant quelques modifications dans les résultats. Le physiologiste expérimente ordinairement sur des animaux dont l'état préalable est l'état normal, c'est à dire

---

(1) Lépine. — *Mémoires de la Société de Biologie*, 1876.

l'état de santé. Le médecin doit aussi connaître les effets des substances chimiques sur l'homme sain, « l'action pure » (Hahneman) des médicaments. Cette connaissance des effets opposés sera pour lui un guide sûr, quand, accomplissant un acte thérapeutique, il soignera un organisme dévié de son état normal et dont l'état préalable sera l'état morbide.

*
* *

Si la constatation de ces effets opposés peut rendre légitime leur généralisation, il est d'autres effets qui ne sont opposés qu'en apparence, et les erreurs d'observation à éviter peuvent concerner soit l'agent physique ou chimique, soit le sujet impressionné.

Examinant les effets de tel agent sur l'organisme, il faut avoir soin d'expérimenter avec une substance toujours identique à elle-même, exempte d'impuretés, ou dont les différents éléments composants n'aient pas des effets antagonistes. Des substances différentes peuvent avoir des effets contraires. On connaît l'antagonisme de la morphine et de l'atropine; certains effets actifs de ces deux corps sont opposés entre eux, et personne ne songerait à expérimenter avec un mélange de ces deux substances pour observer les effets opposés. Il pourrait y avoir mélange des effets opposés vrais et des effets opposés apparents. Même remarque pour l'opium qui contient des alcaloïdes d'actions très diverses; cependant le mélange *opium* peut mettre en évidence les effets opposés vrais, si un des alcaloïdes domine par sa quantité et par les effets qu'il provoque. Un des composants isolé, la morphine, permet, tout aussi bien que l'opium, de constater les mêmes effets opposés.

En ce qui concerne l'organisme subissant les effets de tel agent, on aurait tort de prendre pour réels des effets opposés apparents.

Dans les effets opposés manifestés par la tunique musculaire des vaisseaux, l'on a attribué la vaso-constriction à la contraction des parois musculaires, mais l'anatomiste n'a pas pu expliquer la vaso-dilatation puisqu'il constatait l'absence d'un élément anatomique dilatateur. Les effets opposés sont donc vrais et peuvent s'expliquer par la loi de l'Action et de la Réaction.

En est-il de même pour le système nerveux? Ce tissu, mieux que tous les autres tissus, mérite le nom de système, non seulement parce que tous les éléments cellulaires sont systématisés, mais par son rôle physiologique à l'égard de tous les autres tissus. Dans le système nerveux se manifestent surtout les effets opposés vrais, dans les symptômes subjectifs éprouvés, comme dans les symptômes objectifs. Quand Mme de Sévigné disait : « Le café m'abêtit », elle exprimait, sans doute, un effet réel du café, effet subjectif opposé à celui que constatent journellement les amateurs de cette boisson. Nous avons cité plus haut des effets opposés objectifs manifestés par le système nerveux ; mais la physiologie de ce tissu étant si complexe, l'on doit rechercher si certains effets opposés sont dûs à un dispositif anatomique spécial.

L'on sait qu'il existe des nerfs accélérateurs (excitateurs) et des nerfs d'arrêt (inhibiteurs). L'anatomiste, toutefois, ne constate entre eux aucune différence de structure. Cependant les résultats obtenus par l'électrisation de ces nerfs ne sont pas des effets opposés réels (actifs et réactifs), car, dans le système nerveux, « l'excitation et l'inhibition sont deux fonctions anatomiquement séparées, par conséquent aussi distinctes que possible » (Morat). L'excitation et l'inhibition sont donc toutes deux des effets actifs de l'agent, et l'un de ces deux effets, quoique opposé à l'autre, n'est pas son effet réactif.

La plupart du temps, il faut, non une seule,

mais deux expériences distinctes pour mettre en évidence ces deux fonctions. Et même dans le cas où la vaso-constriction serait, dans la même expérience, suivie de la vaso-dilatation, cette dernière ne serait pas un effet réactif, si elle était due à l'électrisation de nerfs vaso-dilatateurs ou inhibiteurs réellement existants, mêlés aux nerfs vaso-constricteurs, bien que l'anatomie ne puisse encore affirmer leur présence. Dans ce cas où la vaso-dilatation consécutive à la vaso-constriction serait un effet actif, on pourrait supposer que le nerf vaso-dilatateur a une *équation personnelle* plus grande que le nerf vaso-constricteur, et que la dilatation attend, pour se produire, la disparition de la constriction.

La critique formulée à propos des effets inhibiteurs peut s'adresser aussi aux effets dépressifs, aux effets de fatigue ou d'épuisement. C'est ainsi que, dans une expérience où l'électrisation provoque une vaso-constriction, « toute dilatation qui s'observerait au cours d'une excitation n'est qu'un effet de fatigue » (Dastre et Morat p. 48). Ces termes de dépression, de fatigue, ont parfois un sens analogue à celui d'inhibition, mais ce mot, dont l'abus a fait si souvent varier le sens, est quelquefois employé pour désigner, conjointement avec celui de dynamogénie les effets opposés vrais. Brown-Sequard ayant, un des premiers, signalé certains effets inhibiteurs, a bien mis aussi en évidence, dans quelques-unes de ses expériences, des effets opposés vrais.

Les effets de repos survenant après les effets de fonctionnement d'un élément anatomique, ne doivent pas aussi être considérés comme des effets opposés vrais. Si la dilatation n'est qu'un effet de repos, par suite de la suppression du tonus normal de la tunique vasculaire, elle ne doit pas être regardée, au point de vue absolu, comme un effet réactif de la constriction.

Enfin, il ne faut pas confondre les effets opposés réels avec les *effets alternants*. Hahnemann a bien différencié, en théorie, ces derniers, disant qu'il ne fallait pas les « considérer comme des effets consécutifs proprement dits », mais plutôt comme le résultat d'une « alternation des divers paroxysmes de l'action primitive ».

*
* *

Dans les expériences précédentes, malgré quelques légères différences signalées dans la production des effets opposés, soit par les agents physiques, soit par les agents chimiques, l'organisme vivant se comporte, à l'égard des uns ou des autres, toujours de la même façon. La production constante de ces effets opposés est exprimée dans une loi de physiologie générale dont la forme varie suivant l'auteur considéré.

Ch. Richet, H. Schulz et R. Arndt sont les auteurs contemporains qui ont apporté le plus de preuves expérimentales pour la démonstration de cette loi générale.

Etudiant les diverses phases manifestées par un être vivant soumis à l'influence d'un agent chimique, Charles Richet (1) arrive à cette conclusion : « Il y a en toxicologie une règle absolue qu'on oublie trop souvent, c'est que toute action toxique destructive est précédée d'une action toxique excitatrice, plus ou moins longue, plus ou moins stable. Une cellule qui meurt par un poison, avant de mourir, est stimulée dans son action ».

Loi de H. Schulz. — « Toute excitation provoque sur une seule cellule ou sur un organe composé de cellules, une augmentation ou une diminution de leurs fonctions physiolo-

---

(1) *Revue Scientifique*, 1886, 1er sem., p. 14, Ch. Richet : Action des poisons.

giques en rapport avec l'intensité faible ou forte de l'excitation » (1).

Lois de R. Arndt : « Les petites excitations provoquent l'activité vitale; les excitations moyennes l'augmentent, les excitations fortes la jugulent; les excitations exagérées la suppriment. Mais toujours l'action de l'échelle excitatrice est différente suivant les individus ». — « Tout médicament qui, à un certain degré de concentration, tue ou anéantit le protoplasma, entrave, à moindre dose, l'aptitude au développement; mais, en quantité beaucoup plus petite encore, au-delà du point d'indifférence, il provoque, au contraire, un effet et augmente la vitalité » (2).

---

(1) *Pflüger's Archiv*, 1888, Bd. XLII, 517, Hugo Schulz : Über Hefegifte; *Virchow's Archiv*, 1887, Bd. 108, 427, Hugo Schulz : Zur Lehre von der Arzneiwirkung.

Dans son article : Aufgabe und Ziel der modernen Therapie (*Deutschen med. Wochenschrift*, 1890, 1-4), H. Schulz cite certains auteurs qui ont signalé ces effets opposés. — B. Reed : *Med. and Surgical Reporter*, 24 nov. 1888. R. Heins : *Virchow's Archiv* 1889, Bd. 116, 220. Poulsson : *Archiv f. exp. Pathol. und Pharmakol.* 1889, XXVI.

(2) Rudolf Arndt. — *Biologische Studien*, Greifswald, 1892; cité par Sieffert : L'évolution thérapeutique; La thérapeutique positive devant l'action des

Schulz et Arndt surtout, ont essayé de tirer de cette loi générale quelques indications thérapeutiques que Lépine examine en étudiant les « phases contraires » des médicaments.

Lauder Brunton (1) reconnaît la vérité de cette loi en disant que « les faibles doses des médicaments produisent un effet opposé à celui déterminé par les doses fortes ou par la maladie ».

Cl. Bernard, comme nous l'avons vu, a bien signalé les effets opposés dus aux agents chimiques. Il les généralise ainsi : « Quand un élément histologique meurt ou tend à mourir, son irritabilité, avant de diminuer, commence toujours par augmenter, et ce n'est qu'après cette exaltation primitive, qu'elle redescend et s'éteint progressivement » (2). — « Toute substance qui, à petite dose, excite les propriétés ou les fonctions d'un élément anatomique, les anéantit à haute dose ».

---

médicaments, *L'Art Médical*, octobre 1902, mars et avril 1903, p. 180, 261.

(1) Lauder Brunton. — *Action des médicaments.* Traduction E. Bouqué et I.-F. Heymann, Paris, 1901, p. 31.

(2) Cl. Bernard. — *Leçons sur les anesthésiques*, p. 274.

Brown Sequard a dit de même : « L'excitation modérée d'un élément nerveux provoque une exaltation (dynamogénie) des fonctions qui en dépendent directement ou par acte reflexe; une action plus forte peut abolir les mêmes fonctions (inhibition) » (1).

Winkler écrit dans sa *Théorie de l'action physiologique des médicaments* (Berlin, 1861) : « Chaque excitation dynamique produit dans les nerfs un effet double : un effet premier et un effet subséquent, lesquels ont ce rapport entre eux que l'effet subséquent est, quant à son action physiologique, le contraire du premier » (2).

Hahnemann, avant tous ces auteurs, avait dit « : C'est une loi immuable de la nature que notre force vitale produit constamment le contraire de l'action exercée par les puissances physiques et médicamenteuses, dans tous les cas où il y a possibilité de l'inverse de cette action » (3). Ou encore : « A l'effet primitif des hautes doses d'une puissance qui modifie

(1) Cl. Bernard, Brown-Sequard, cités par Sieffert.

(2) A. Winkler, cité par Bœnninghausen. — *Les aphorismes d'Hippocrate*. Traduction Mouremans, Bruxelles, 1864, tome I, p. 134.

(3) S. Hahnemann. — *Traitement des maladies chroniques*, tome I, p. 152.

profondément l'état d'un corps sain, la force vitale, par sa réaction, ne manque jamais d'opposer un état directement contraire, quand elle peut en faire apparaître un » (1).

Hahnemann exprimait cette idée, en 1805, sous forme de loi :

« *Medicina quævis alias vires citius edit, alias serius, quæ ambæ sibi utcumque oppositæ sunt et dispares, immo e diametro oppositæ; illas vires* primarias *vel* primi ordinis *nuncupo, has* secundarias *vel* secundi ordinis » (2). — Tout agent médicinal détermine des effets dynamiques, certains plus rapidement, et d'autres plus tardivement, les uns et les autres sont, pour ainsi dire, opposés entre eux et différents, et même diamétralement opposés. J'appelle ceux-ci *primaires* ou de premier ordre et ceux-là *secondaires* ou de second ordre.

Outre la part prise par l'organisme dans la production de ces effets, « *ob naturam hominis diversam* », Hahnemann avait bien vu aussi qu'ils étaient déterminés par la différence des doses, « *ob dosium differentiam* ».

---

(1) S. Hahnemann. — *Organon*, § 65, p. 152.

(2) *Fragmenta de Viribus medicamentorum positivis, sive in sano corpore humano observatis*, a Samuele Hahnemann M. D. Lipsiæ 1805, v.

C'était en 1796, dans le *Journal de Hufeland*, que Hahnemann (1) émettait cette idée pour la première fois : « Le plus grand nombre des médicaments produisent un double effet : d'abord ils agissent directement, et provoquent d'une manière insensible un effet consécutif, indirect. Ce dernier est généralement un état tout à fait opposé au premier. »

Nous verrons plus loin l'importance de cette loi au point de vue thérapeutique.

*
* *

Les effets produits par une substance apparaissent aussi bien sur un organisme malade que sur un organisme sain. H. Schulz, en disant que « l'action des substances toxiques ou médicamenteuses sur le malade est essentiellement la même que sur l'homme sain » (2),

---

(1) S. Hahnemann. — Versuch über ein neues Princip zur Auffindung der Heilkræfte der Arzneisubstanzen nebst einigen Blicken auf die bisherigen. *Hufeland's Journal*, Bd. 2. St. 3 u. 4. S. 391 — 439 u. S 465-561. Traduction : *Etudes de médecine homœopathique*. Deuxième série. Paris, 1855. — *Essai sur un nouveau principe pour découvrir les vertus curatives des substances médicinales. suivi de quelques aperçus sur les principes admis jusqu'à nos jours*, p. 37.

(2) H. Schulz, Cité par Sieffert.

exprime une idée que l'on retrouve souvent dans Cl. Bernard : « Pour moi, dit ce physiologiste, j'admets franchement qu'il n'existe qu'une seule science en médecine et que cette science est la physiologie appliqué à l'état sain comme à l'état morbide ». « Il n'y a pas une physiologie normale et une physiologie pathologique, » car « les données fournies par l'observation des effets produits chez un animal sain sont applicables à l'animal malade » (1).

*
* *

Si nous devons nous inspirer de ces grandes idées, il nous faut aussi bien saisir les conditions de production des effets opposés. Or, dans toutes les expériences citées, il ressort clairement que le seul *criterium* possible pour apprécier la valeur de chacun des effets opposés est celui indiqué par la *quantité*. C'est l'intensité de l'excitation, ou plus forte, ou plus faible, qui permet d'obtenir, ou l'un, ou l'autre des effets opposés. Ce point d'appui

(1) Cl. Bernard. — *Leçons de Pathologie expérimentale*, 1859-1860. Paris, 1872, p. 9; *Effets des subst. tox. et méd.*, p. 103.

solide doit être comme le fondement de toutes les déductions futures et chacun des effets opposés devra signifier, par le nom qui le définit, le rapport de quantité cause de sa production.

*
* *

Les termes désignant ces effets doivent être choisis parmi ceux qui ont été employés le plus souvent par les observateurs. Cette loi générale de l'*Action* et de la *Réaction* étant universellement admise, et les faits signalés plus haut pouvant lui être rattachés, il est très logique de donner aux effets opposés les noms d'*Actifs* et de *Réactifs*. Et, comme signification respective, le sens attribuable à chacun de ces mots doit être le suivant :

Effets actifs : effets produits par l'organisme qui, *subissant* l'influence d'une *quantité plus grande* d'un agent, *se défend difficilement* contre cet agent.

Effets réactifs : effets produits par l'organisme qui, *résistant* à l'influence d'une *quantite plus petite* d'un agent, *se défend facilement* contre cet agent.

Ces termes : *Actifs* et *Réactifs* sont bien les synonymes des termes si variés employés

par les observateurs	des effets opposés.
Effets coercitifs ou actionnels.	Effets réactionnels ou stimulants.
Diminution des fonctions physiologiques	Augmentation des fonctions physiologiques.

Ces expressions ont un sens assez précis, que n'ont pas toujours eu les termes suivants employés pour désigner l'un et l'autre des effets opposés :

positifs et négatifs,
directs et indirects.

Les termes :

toxiques et médicamenteux

ne font qu'engendrer la confusion, car on peut demander à l'effet actif comme à l'effet réactif un résultat curatif. Si l'effet toxique d'une substance est ordinairement provoqué par l'augmentation de la quantité devenant ainsi un effet actif, nuisible à l'organisme, il peut arriver aussi que, dans certains cas déterminés, l'effet réactif d'une substance, sans cependant être toxique, soit nuisible à l'organisme. Le résultat de ces effets opposés ne doit pas faire prendre les uns pour les autres.

Enfin, s'il est des termes que l'on doit rejeter d'une façon absolue, parce que jusqu'à présent ils n'ont fait que nuire à la compréhension des effets opposés, sans nuire toutefois à leur application en thérapeutique, ce sont ceux qui indiquent, non le rapport de la quantité, mais l'ordre d'apparition dans le temps de chacun de ces effets :

Effet primaire	Effet secondaire.
» primitif	» consécutif.
Protergie	Deutergie (Cap).

La rapidité de l'introduction de la substance, l'état préalable de l'organisme provoquent quelquefois l'inversion de ces effets.

Hahnemann, qui avait employé ces termes, avait bien vu parfois l'inversion des effets opposés, surtout à l'occasion des narcotiques qui, d'après lui, faisaient exception à la règle commune (*Organon*, § 113). Mais, quand il s'agit du déterminisme des faits, le mot *exception* est illogique, et c'est pour n'avoir pas expliqué cette exception que Hahnemann appelle tantôt primitif, tantôt secondaire, l'effet réactif se produisant seul ou accompagné de l'effet actif.

Pour réaliser la synthèse de ces effets opposés, l'expression la plus claire est celle de *physiologique*. Il semble bien, en effet, irrationnel d'appeler physiologiques les effets d'un seul groupe à l'exclusion des effets de l'autre groupe. Rien ne justifiant « l'hypothèse qu'on pourrait faire sur l'existence, dans la morphine, de deux substances, l'une excitante, l'autre soporifique » (1), il est plus vrai de penser que les effets opposés de la morphine, comme de toute substance, sont « deux périodes d'une même action physiologique ». Le qualificatif de *physiologique* ne doit donc pas s'appliquer aux effets actifs seuls, comme on le fait trop souvent.

* * *

La désignation des effets opposés en effets actifs et effets réactifs apparaît donc clairement, mais leur distinction précise demande quelques développements. Ainsi, on aurait tort, en physiologie, de donner à cette idée de l'Action et de la Réaction le sens qu'on lui donne en mécanique. Là, surtout, *comparaison n'est pas raison*. Il ne faut pas, en outre, accorder à ces mots un sens trop absolu, car de multiples conditions font varier les résultats. C'est ainsi que la vaso-constriction peut être, tantôt le résultat d'un effet actif, tantôt celui d'un effet réactif, suivant l'état préalable de l'organisme (sain ou malade) ou suivant

(1) Cl. Bernard. — *Leçons sur les anesthésiques*, p. 221.

l'agent (froid ou chaleur). Mais la relativité des résultats ne doit pas faire oublier le *criterium* plus certain donné par le rapport de la quantité.

*
* *

L'analyse permet de distinguer, dans les effets opposés, des effets actifs et des effets réactifs, mais si l'analyse, comme le langage, autorise la séparation de ces faits et leur dénomination par des termes différents, il ne faudrait pas croire que, dans l'organisme, ils soient séparés parce qu'ils se montrent successivement et se manifestent chacun à leur tour. Il semble plutôt que ce soit deux phases extrêmes qui, en raison de leur opposition, sont mieux saisies par l'observation que les phases intermédiaires entre ces deux effets. Ces effets, actifs et réactifs, doivent apparaître dans l'organisme non séparément, mais simultanément, quoiqu'il y ait prédominance de l'un sur l'autre suivant que l'agent physique ou chimique exerce sa puissance sur l'organisme ou que l'organisme résiste avec avantage à cet agent.

Soulier (1) expose très bien cette simulta-

(1) Soulier.— La Réaction défensive et son schéma, *Lyon Médical*, 19 fév. 1899, tome XC, p. 253.

néité des deux processus. Sous l'influence de l'agent morbigène, dit-il : « Aussitôt deux facteurs d'entrer en lutte : l'*action offensive* et la *réaction défensive* ; donc deux processus de se dérouler parallèlement : le premier en terrain malade, *pars adulterata*, le deuxième en terrain sain, *pars sana superstes in morbis*. La maladie elle-même est la somme de ces deux processus, des lésions et des troubles fonctionnels qui les accompagnent ». Cet auteur admet, toutefois, la prédominance de l'action offensive. « Ce processus défensif qui évolue en terrain sain mérite à peine de figurer à côté du processus offensif pour constituer la maladie. » Ce qui ne veut pas dire que, si « la réaction défensive a le dessous », l'organisme ait « cessé de lutter », ou même soit « devenu le complice » de l'agent morbigène.

T. J.-M. Collet (1) admet ces deux processus en disant que, sous l'influence d'un agent produisant une action nocive et une altération organique, l'organisme essayait une réaction ; mais l'insuffisance de la réaction laissait se manifester les symptômes extérieurs des maladies.

Faivre constate ces deux processus en par-

(1) T. J.-M. COLLET. — *Isopathie*. Paris, 1898.

lant des effets coercitifs et des effets réactionnels. Mais il se demande « si les effets réactionnels ou coercitifs sont exclusifs les uns des autres, ou s'il est possible, au contraire, de les obtenir simultanément ». « Il est bien évident, répond-il, qu'un médicament qui ne possèderait qu'une action seule et unique ne pourrait pas déterminer tout à la fois cette action et le contraire de cette action : faire dormir, par exemple, et tenir éveillé. Mais il lui arrivera, à coup sûr, de faire l'un après l'autre ». Pour Faivre ces deux processus sont *successifs* tout en admettant qu'ils sont étroitement unis l'un à l'autre et nous avons vu, à propos de l'éther, comme il décrivait « l'enchaînement de ces deux actions opposées » (*Lyon Méd.*, II, 227).

Cap reconnaît qu'il y a lutte entre l'agent chimique et l'organisme. « Tandis que le médicament appliqué sur une surface animée tend à agir chimiquement sur elle, celle-ci cherche à son tour à exercer sur le médicament sa puissance physiologique..... ; alors de deux choses l'une : si le principe vital résiste avec avantage, le trouble n'est que momentané et prend le caractère d'une médication ; mais, si la dose augmentée du médicament rend son activité trop énergique, l'affinité chimique l'emporte, les forces vitales succombent, l'équilibre des fonctions est perdu sans retour et le médicament est devenu poison » (p. 36).

Hahnemann examine aussi la liaison existant entre l'effet primitif et l'effet secondaire : « Quoique produit, à la fois, par la force médicinale et par la force vitale, il (l'effet primitif) appartient cependant davantage à la puissance (de l'agent chimique) dont l'action s'exerce sur nous. Mais, notre force vitale tend toujours à déployer son énergie contre cette influence. L'effet qui résulte de là, qui appartient à notre puissance vitale de conservation et qui dépend de son activité automatique, porte le nom d'effet secondaire ou de réaction ».

Tous ces auteurs se font l'écho de la tradition hippocratique. Le Père de la médecine a bien signalé les effets opposés des agents physiques ou chimiques, en appréciant le rôle que jouait l'organisme dans la production de ces effets : « Or, dit-il, dans le cas où ce qu'on administre est le plus fort, les mêmes choses qui font prospérer le corps, à la fois en triomphent et produisent un effet contraire. Par exemple, se baigner dans l'eau chaude, tant que le corps a le dessus, fait prospérer ; mais, quand le corps a le dessous, fait maigrir. La bonne chère agit comme le bain : tant qu'elle a le dessous, elle fait prospérer ; quand elle a le dessus, elle provoque des dérangements du ventre et autres incommodités. Quand la chose administrée change, il est nécessaire que le sujet à qui on l'administre change aussi ; en effet, le corps changé, devenu de faible action et vaincu par toute chose, éprouve des accidents. Il en est de même pour les purgatifs, pour les substances qui provoquent de l'embonpoint, pour celles qui atténuent; elles produisent cette action propre et toutes celles qui y sont contraires ».

Pour Hippocrate, la question de la quantité est connexe de celle de l'état de l'organisme. « La mesure est ceci : administrer les aliments en quantité telle que le corps doive les surmonter... Si donc le corps surmonte les aliments, il ne s'opère ni maladie, ni contrariété dans les choses ingérées et c'est là la mesure que le médecin doit connaître... mais si la mesure est dépassée, le contraire se produit » (1).

Hippocrate ne songeait pas à dissocier ces effets opposés et il admettait bien que l'organisme tout entier était le *substratum* de ces deux effets.

---

(1) *Œuvres d'Hippocrate*, trad. Littré, t. VI, p. 337 et suiv. — Des lieux dans l'homme, § 42 et suiv.

*
* *

Quel sens respectif, cependant, peut-on donner à chacun de ces effets? Dira-t-on, par exemple, que l'effet actif est plutôt d'ordre physico-chimique et que l'effet réactif est un fait vital qui n'a pas d'analogue dans le monde organique? Bien que l'effet actif semble avoir un rapport direct avec la quantité, l'explication de sa production ne doit pas être exclusivement donnée par la physique ou la chimie. C'est, du reste, l'avis de Cl. Bernard. « Il est rare que les agents physiques ou chimiques se manifestent entièrement par les propriétés qui les caractérisent dans la nature inorganique. On peut même dire, qu'en général, plus les actions de ces substances sont évidentes, moins elles se rapportent directement à leurs propriétés physiques ou chimiques ». Puisque Cl. Bernard considérait « les actions physiques ou chimiques pures comme très secondaires » (1), l'on peut donc admettre que l'effet actif n'est pas d'ordre exclusivement physico-chimique, mais ce serait aussi tomber dans

---

(1) Cl. Bernard. — *Effets des subst. tox. et méd.*, p. 101.

une autre erreur que de prétendre que l'effet réactif est d'ordre exclusivement vital.

*
* *

Puisque, dans l'état actuel de la science, un essai d'explication de ces effets opposés est prématuré, parce qu'on ne peut comprendre le mécanisme intime de leur production, nous devons nous contenter de les appeler *physiologiques* en donnant à cette définition le sens très large que lui spécifiait Cl. Bernard.

Dans l'attente de l'explication future des effets opposés, inspirons-nous des leçons de l'histoire et de l'expérience de nos devanciers. La confusion incessante qui, dans le cours des siècles, a nui au développement de la thérapeutique comme science certaine et positive, se reflète dans cette notion imprécise que les médecins eux-mêmes ont eue à propos des effets opposés des agents physiques ou chimiques. Le langage a été le témoin fidèle de cette confusion entre le poison et le médicament. La connaissance des effets opposés permettra de mieux déterminer quand une substance chimique est poison et quand elle peut devenir médicament. Les conditions nécessaires pour produire l'un ou l'autre des effets opposés doivent être connues par l'expérimentateur physiologiste et, mieux encore, par le thérapeute, afin qu'il en fasse l'application au lit du malade. Et si les physiologistes, en expérimentant les poisons sur les animaux, nous ont appris comment un organisme meurt, ils nous aideront aussi à comprendre comment, grâce à la production des *effets réactifs de retour*, un organisme se guérit.

CHAPITRE II

LA THÉRAPEUTIQUE UTILISE LES UNS OU LES AUTRES DES EFFETS OPPOSÉS.

La thérapeutique est une véritable physiologie expérimentale, difficile à exercer parce qu'elle doit s'adresser à un organisme dévié de l'état normal. Mais souvent les résultats thérapeutiques sont difficiles à observer, surtout quand on ignore les conditions de déviation de l'état normal, c'est-à-dire les maladies. Bien que l'on ne sache pas ce que sont les maladies dans leur essence intime, parce que l'on ignore ce qu'est la vie, on peut toutefois en étudier les manifestations pour tenter leur guérison.

Un acte thérapeutique est réalisé quand on fait une médication. Nous n'étudierons ici les médications utilisant les agents physiques et les agents chimiques que dans les cas où elles s'adressent à l'état général et non à l'état local, parce que c'est surtout dans les médications s'adressant à l'état général que l'on met en évidence l'utilisation des uns ou des autres des effets opposés. Toutefois, même dans une médication locale, ces effets opposés apparaissent, lorsque la cellule, unité vivante, agit et réagit comme l'organisme tout entier.

*
* *

Nous laisserons donc de côté les cas où l'action thérapeutique est purement locale, bien que le résultat influence secondairement l'état général. La thérapeutique chirurgicale en est un exemple ; elle utilise les agents physiques, elle n'utilise que leurs propriétés mécaniques pour rétablir dans l'organisme les conditions physiques et mécaniques dans leur état normal. Elle rétablit la perméabilité d'un canal, elle enlève au bistouri ou détruit par le feu une production pathologique, elle ouvre un abcès etc., et ces actions locales n'influent sur l'état général que d'une façon secondaire. L'évacuation du pus d'un abcès, par exemple, atténue l'infection générale. De même, par analogie avec ce qui a lieu *in vitro*, un contre-poison peut neutraliser, dans l'estomac, une substance toxique ingérée et ce dernier cas offre un exemple de médication locale à l'aide d'agents chimiques dont les propriétés chimiques seules, et non les effets physiologiques du contre-poison (actifs ou réactifs), sont utilisés.

*
* *

Les médications par les agents physiques s'adressant à l'état général sont nombreuses. Ce sont celles où l'on cherche à obtenir les effets physiologiques actifs ou réactifs d'un agent physique tel que l'air, l'eau, la chaleur, l'électricité, etc.

*
* *

Les médications par les agents chimiques s'adressant à l'état général peuvent être toutes réunies sous un seul titre, celui de médicamentation ; l'agent chimique s'appelle alors *médicament*.

Quand il s'agit d'une « application thérapeutique, on ne saurait étudier les faits avec trop d'attention, et en examinant le mécanisme de très près ». Pour ne pas établir de confusion entre le poison et le médicament, il faut se rappeler que « tous les médicaments sont, en définitive, des poisons ; ils n'en diffèrent que par l'intensité moins grande de leur action », car « il est clair que la substance qui est médicament à petite dose, peut devenir un poison à haute dose ou par le fait de son administration intempestive » (1).

Cependant, les physiologistes n'ont pas toujours su rechercher les propriétés thérapeutiques des substances chimiques qu'ils expérimentaient. L'on pourrait se demander pourquoi Cl. Bernard, qui sut si bien distinguer les effets opposés des agents physiques et chimiques, ne se pressa pas de conclure à leur utilisation en thérapeutique. Tous les faits qu'il isolait pour mieux les examiner, il se contentait de les enregistrer, pensant bien que pour la science la connaissance de ces faits était utile, et espérant peut-être, que plus tard, la thérapeutique les utiliserait d'une façon plus précise.

Les physiologistes qui, à la suite de Cl. Bernard, ont vu et n'ont pas su montrer l'utilisa-

(1) Cl. Bernard. — *Effets des subst. tox. et méd.*, p. 53, 39.

tion des effets physiologiques opposés ont aussi manqué d'esprit de synthèse, malgré l'emploi, pour connaître ces effets, des plus parfaites méthodes analytiques.

« Les médicaments, dit Cl. Bernard, sont des corps étrangers à l'organisme que l'on y fait pénétrer dans le but d'obtenir certains effets déterminés » (1). Cette définition, pour être complète, devrait mentionner si les effets déterminés à obtenir doivent être des effets actifs ou réactifs.

Nous avons vu que l'état préalable de l'organisme influait sur l'apparition de ces effets, ce qui complique la production déterminée de ces effets, car, ici, l'état préalable de l'organisme est l'état morbide, qui rend l'organisme ou indifférent ou, dans d'autres cas, *plus* ou *moins* susceptible d'être influencé par l'agent producteur de ces effets.

Malgré ces conditions anormales, l'expérience thérapeutique peut-elle provoquer les effets actifs ou les effets réactifs ? Sciemment ou inconsciemment la thérapeutique a-t-elle déjà réalisé ce programme ? C'est à l'histoire de répondre à cette dernière question et nous

---

(1) Cl. Bernard. — *Leçons de pathologie expérimentale*, p. 72.

verrons les documents précieux qu'elle nous a laissés.

*
* *

Laissons de côté les effets actifs que la thérapeutique a toujours utilisés et utilisera toujours et cela d'autant mieux qu'on les comprendra davantage. Limitons la discussion à la production, en thérapeutique, des effets réactifs. D'après Lépine, l'essai doit en être tenté. « Dans certains cas (1), dit-il, où les médicaments habituels ne réussissent pas, je ne vois, pour ma part, pas grand inconvénient à faire un essai avec un antagoniste ». A l'appui de sa thèse, il cite des faits que nous verrons plus loin, et cependant il en restreint leur application dans les conclusions de son article. « En résumé, dans les conditions anormales, les lois de la biologie normale n'ont pas leur entier effet. Il ne faut pas s'attendre à voir se réaliser, d'une manière invariable et constante, avec des médicaments, même savamment administrés, les deux pha-

---

(1) R. Lépine. — Des deux phases « contraires » de l'action de certains médicaments. *Semaine Médicale*, 27 novembre 1889, p. 427.

ses contraires sur lesquelles je viens d'attirer l'attention des praticiens ».

A. Manquat (1), citant Lépine, insiste surtout sur cette conclusion, ajoutant que « jusqu'ici du moins, il paraît douteux qu'on puisse reproduire ces effets contraires à volonté ».

Pourquoi cette conclusion *a priori*, véritable borne dressée en regard des faits ? Car, aux exemples signalés par ces auteurs, l'on pourrait ajouter tous ceux qui existent déjà dans les expériences thérapeutiques que ces auteurs négligent de compiler, compilation ou généralisation que, sans doute, n'a pas oublié de faire Maurel, quand, mettant sous forme de loi ses constatations, il admet implicitement l'utilisation des effets réactifs par la thérapeutique (V. p. 126).

Déjà Faivre avait déclaré que l'utilisation en thérapeutique de ces effets réactifs était théoriquement possible (*Lyon Médical*, II, 219). Pour lui, bien que cette utilisation ne fût pas toujours réalisée en pratique, il n'hésitait pas, en colligeant de nombreux faits thérapeutiques, à attribuer les succès de l'acide cyanhy-

---

(1) A. Manquat. — *Traité élémentaire de Thérapeutique, de Matière médicale et de Pharmacologie*, 5e édition, Paris, 1903, p. 48.

drique, du phosphore et surtout de l'arsenic, non pas à leurs effets actifs, mais à leurs effets réactifs.

Avant Faivre, en 1821, Cap, généralisant peut être à l'excès, avait écrit que « l'histoire des effets *secondaires* des médicaments resterait confondue avec la thérapeutique » (p. 53).

Avant 1820, un autre Lyonnais, Etienne Sainte-Marie avait appliqué ces effets réactifs avec plein succès (V. p. 98).

Mais il fallait une érudition immense et une faculté puissante d'analyse pour entreprendre des fouilles dans l'histoire de la thérapeutique et surtout pour savoir, dans le chaos de la polypharmacie, dégager, en partie du moins, le vrai du faux parmi les compilations des thérapeutes. Cette entreprise colossale ne pouvait être réalisée que par l'observateur assez sagace pour constater que, chez l'homme malade comme chez l'homme sain, un agent chimique détermine deux groupes d'effets opposés entre eux. L'observateur capable d'un tel travail ne devait pas, en outre, laisser stérile un champ d'expériences aussi vaste, mais, pratiquant la synthèse de ses recherches, il devait montrer l'application de tous ces faits et leur reproduction à volonté par le plus humble des thérapeutes.

Ce fut l'œuvre de Hahnemann.

*
* *

Lorsqu'un médecin, provoquant ces « effets déterminés » d'une substance chimique, a obtenu la guérison d'un cas morbide, il ne suffit pas de dire que ces effets ont été médicamenteux, curatifs ou spécifiques. L'on doit rechercher le pourquoi et le comment ou, tout au moins, les conditions de la guérison et se demander si les effets curatifs ont été déterminés par les effets actifs ou par les effets réactifs.

Ceux qui connaissaient peu les effets opposés sont naturellement muets sur ce point, mais, par le fait de cette méconnaissance même, leurs observations prennent une grande valeur, car ces auteurs ne se sont pas laissé guider par des idées préconçues ou par la parole du maître, ils ont constaté le fait pur et simple. Très souvent même, l'efficacité thérapeutique des effets réactifs a été prouvée par ceux qui, à l'occasion, se déclaraient les adversaires de ces effets.

Cette preuve était aussi donnée par la tradition. Mais Hahnemann, mieux que ses précurseurs Stahl, Descartes, Paracelse, Hippocrate, vit, dans la guérison obtenue, la distinction de ces effets opposés, et donna un nom à chacun de ces derniers.

Nous avons vu que, se plaçant au point de vue physiologique, il les avait appelés primitifs et secondaires. Cette petite erreur d'observation, erreur qui lui a fait choisir ces termes que nous avons rejetés, ne diminue en rien les résultats généraux de ses autres observations.

Considérant ces effets opposés au point de vue thérapeutique, Hahnemann change ces termes, appelant *énantiopathiques* ou *antipathiques* les effets curatifs, quand les effets actifs de la substance sont *contraires* aux symptômes morbides, et *homœopathiques* les effets curatifs, quand les effets actifs de l'agent sont *semblables* aux symptômes morbides. Il réservait le nom d'*allopathiques* ou d'*hétéropathiques* aux effets curatifs dont le rapport avec les symptômes morbides n'était ni contraire ni semblable, mais différent ou *autre*.

Dans ces appellations : homœopathiques, énantiopathiques, Hahnemann ne tient plus compte du moment d'apparition dans le temps des effets désignés par ces noms, parce qu'il ne cherchait seulement que les effets d'un seul groupe, évitant les autres, producteurs, pour lui, de l'aggravation. Aussi a-t-il eu raison de modifier ces termes de primitifs et de secondaires. Seule, la quantité de la substance chimique va désormais lui servir de *criterium* pour la production des effets de l'un ou de l'autre groupe.

Nous examinerons plus loin, non en les puisant dans les œuvres de Hahnemann, mais en les recherchant dans les œuvres de ceux qui se défendaient d'être ses disciples, les avantages et les inconvénients de ces méthodes. Sachons seulement pour l'instant, que dans le traitement des maladies, Hahnemann recherchera plutôt la production des effets homœopathiques (réactifs) des agents chimiques, plutôt que leurs effets énanthiopathiques ou allopathiques, réservant ces derniers pour quelques cas exceptionnels.

Pour mieux comprendre ce qu'était la réforme de Hahnemann, il faut connaître l'état de la médecine à son époque, et si son œuvre présente quelques lacunes, nous devons les excuser, car elles sont le reflet des erreurs de son temps. Certaines imperfections relevées dans l'œuvre de ce grand réformateur cachent néanmoins de profondes vérités.

Comprenant le mécanisme de la guérison, il conçoit tout un plan de réformes. Il étudie l'histoire toxique des substances chimiques, institue des expériences sur l'homme sain, créant, pour chaque médicament isolé, son dossier, sa *pathogénésie*. En clinique, se laissant guider par la loi homœopathique pour le choix du remède, et constatant à ses premiers débuts une aggravation des symptômes morbides quand il emploie des doses massives, il diminue progressivement la quantité de ces doses pour éviter cette aggravation, mettant ainsi plusieurs années pour établir *expérimentalement* une posologie dont les fondements sont très rationnels.

Hahnemann avoue du reste, à quelles sources il a cherché la confirmation de ses idées. Dans l'introduction de son *Organon* il a signalé de nombreux *Exemples de guérisons homœopathiques opérées involontairement par les médecins de l'ancienne école*.

Mais, avant Hahnemann et même après lui, à l'exception de ses disciples, on n'a pas cherché à se rendre compte si c'étaient les effets actifs ou les effets réactifs qui étaient curatifs. Sans rejeter l'utilisation, en thérapeutique, des effets actifs dont nous donnerons quelques exemples à propos des agents chimiques, étudions donc plus spécialement les cas où la thérapeutique a utilisé les effets réactifs.

Les agents physiques en thérapeutique.

Les médecins de l'antiquité s'adressaient à l'un ou à l'autre de ce qu'ils appelaient les quatre éléments. Trois de ces éléments, l'*air* l'*eau* et le *feu* étaient utilisés par eux comme agents physiques, la *terre* et ses productions, substances minérales, végétales et animales leur procurant les agents chimiques.

On comprend aisément l'utilisation des effets actifs des agents physiques en hygiène comme en thérapeutique. Un air pur, une chaleur modérée sont, pour les malades, des adjuvants utiles à leur guérison. Sans insister sur ces faits, examinons surtout les cas où l'on a fait usage des effets réactifs des agents physiques.

Les exemples à citer seraient nombreux en ce qui concerne la chaleur, l'électricité, etc, (1).

Voici une application thérapeutique où les effets réactifs du *froid* sont bien mis en évidence.

Ces effets réactifs sont utilisés, en médecine mentale, dans le traitement des états anxieux par Marro et Lalanne (2). « Parmi les effets des

---

(1) Mersch. — De la thérapeutique extra-pharmacologique dans ses rapports avec l'homœopathie, *in Journal Belge d'Homœopathie*, 1898, 1899 et 1900.

(2) Lalanne. — Des états anxieux dans les maladies mentales. *Congrès des médecins aliénistes et neurologistes*, 12e session, Grenoble, août 1902.

émotions dépressives, dit Marro, il n'y a que variétés de degrés. Ainsi, par effet de la tristesse comme par effet de la peur, nous trouvons, en même temps que la diminution de l'innervation volontaire, l'augmentation dans l'innervation des muscles de la vie organique qui, dans la tristesse, se limite à amener la constriction vasculaire périphérique et la réfrigération cutanée qui en est la conséquence, tandis que dans la peur, elle s'étend aux muscles cutanés et viscéraux provoquant la chair de poule, le dressement des cheveux, l'arrêt de la sécrétion salivaire, l'accélération des mouvements péristaltiques de l'intestin, la contraction de la vessie, etc. » (1).

Lalanne ajoute : « Par suite de l'analogie de l'anxiété avec les émotions dépressives, et particulièrement la peur, nous appliquerons le même traitement préventif... Et Marro, trouvant la plus grande analogie entre les effets des émotions dépressives et l'action du froid, recommande les applications froides graduelles, comme moyen prophylactique ».

« Nous retrouverons, en suite du froid, dit Marro, la contraction des vaisseaux capillai-

---

(1) Marro. — Prophylaxie des émotions. *IVe Congrès international de psychologie*, Paris, Alcan, 1901.

res périphériques, la sensation du froid, la chair de poule, le tremblement, la contraction de la vessie. Avec les, applications froides graduelles, nous tentons d'éveiller le réflexe vaso-dilatateur cutané qui succède à la première constriction cutanée vaso-capillaire et contraste avec les réactions désordonnées vaso-paralytiques ou vaso-dilatatoires viscérales, dans lesquelles se résout l'action morbifique du froid, lorsqu'il devance la force de résistance de l'organisme ».

Bien que, dans ces phénomènes, soit du froid, soit des états anxieux, il y ait des faits complexes, milieu de température, balancement de la circulation viscérale et périphérique sous l'influence du système nerveux, etc., que trouvons-nous dans ces citations?

1° La constatation des effets opposés produits par le froid — reflexe vaso-dilatateur cutané succédant à la première constriction cutanée vaso-capillaire.

2° L'application graduelle de l'agent physique, ce qui signifie qu'au début du traitement l'application doit être courte, c'est-à-à-dire que le froid doit être donné à petite dose, car il semble évident que, si le froid était constant, l'on obtiendrait les effets actifs du froid si bien décrits par Marro, effets actifs qui s'ajouteraient à ceux, analogues, de la maladie et l'aggraveraient. Nous voyons aussi que les effets réactifs du froid apparaissent après la cessation de l'influence de l'agent sur l'organisme.

3o Enfin, nous voyons la méthode, l'idée directrice qui a guidé ces auteurs à employer le froid dans les états anxieux — *grande analogie entre les effets* (effets actifs) *des émotions dépressives et de l'action morbifique* (effets actifs) *du froid*.

Traduisez en grec les mots *analogue* — ὅμοιον — et *effet* ressenti par l'organisme, c'est-à-dire symptôme, — πάθος — faites-en un mot composé que vous retraduirez en français et vous verrez, par un procédé renouvelé de la maïeutique de Socrate, que votre esprit accouchera d'une idée nouvelle : l'homœopathie.

Les agents chimiques en thérapeutique.

L'être vivant ne sera pas influencé par les agents chimiques d'une autre manière que par les agents physiques. Faivre l'avait remarqué : « Il n'y a pas de différence entre la manière dont un organisme se comporte vis-à-vis d'un médicament et la manière dont il se comporte vis-à-vis d'un agent naturel ; avec l'un comme avec l'autre on ne peut observer que l'un des deux résultats opposés que voici : ou le médicament provoque une réaction, ou bien il impose une nouvelle manière d'être. Avec l'un comme avec l'autre la médication est *réactionnelle* ou *coercitive* » (*Lyon Méd.*, II, 152).

Ferrand(1) semble être du même avis quand il dit : « La plupart des agents de la thérapeutique agissent à la fois dans le même sens, sur l'activité nutritive et sur l'activité fonctionnelle, soit pour déprimer, soit pour exagérer ensemble ces deux modes de l'activité vivante. Le vésicatoire est au nombre de ceux qui n'agissent pas ainsi parallèlement sur les actes nutritifs et sur les actes de la vie de relation, mais qui, au contraire, semblent agir à la fois et inversement sur chacune de ces catégories de phénomènes. L'activité fonctionnelle et l'activité nutritive, que l'on appelle encore aujourd'hui fonctions de désintégration et fonctions d'intégration, que Barthez appelait philosophiquement forces agissantes et forces radicales, peuvent donc varier en sens inverse; et ce sont les moyens théra-

---

(1) Académie de Médecine, séance du 8 février 1898. Discussion sur la saignée, les vomitifs et le vésicatoire. *Bulletin de l'Académie de Médecine*, 1898, 3e série, t. 39, p. 147.

peutiques capables de provoquer cette variation double et inverse tout à la fois, que l'école italienne a réunis sous le nom de méthode contro-stimulante. L'idée qu'elle s'est faite de la chose et la théorie par laquelle elle a cherché à l'expliquer, n'a jamais été aussi explicitement formulée, que je sache, mais la formule ci-dessus me semble bien être celle qui la caractérise le mieux ».

Il est probable que par ces *variations en sens inverse*, l'auteur a voulu désigner les effets opposés des agents de la thérapeutique tantôt *déprimant*, tantôt *exagérant* certains *modes de l'activité vivante*. Ces effets inverses trouveront leur application en thérapeutique. De plus, nous signalerons l'importance de la quantité de l'agent thérapeutique, car, ainsi que le dit très justement Faivre : « Toutes les fois que vous administrez à un être vivant une substance médicamenteuse à des doses insuffisantes pour produire les effets pathogénétiques qui lui sont propres, vous aurez la chance d'observer les effets contraires, c'est-à-dire des effets de réaction. Pour obtenir des effets coercitifs, il faut, sur le même sujet, des doses plus élevées » (*Lyon Méd.*, II, 152).

Examinons maintenant dans quels cas la thérapeutique a utilisé soit les effets actifs, soit les effets réactifs des agents chimiques.

Nous ne citerons ici que les faits, nous réservant d'exposer, dans le chapitre suivant, les nombreux essais d'explication ou hypothèses émis à leur sujet.

Utilisation des effets actifs. — Parmi les nombreuses substances chimiques dont on recherche les effets actifs prenons comme exemple un agent très fréquemment employé : l'opium.

A propos de ce médicament, Faivre écrit ces judicieuses et spirituelles remarques : « Quelle est son action propre, caractéristique, grossièrement évidente, si je puis ainsi parler ? Le pouvoir de faire dormir, *virtus dormitiva.* Eh bien ! croyez-vous qu'on puisse provoquer *un peu* de sommeil avec *un peu* d'opium, comme on détermine *beaucoup* de sommeil avec *beaucoup* d'opium ? Vous savez parfaitement que non et vous riez de l'inexpérience du novice qui espère, avec *trois* gouttes de laudanum déterminer le *quart* de la somnolence qu'il obtiendrait avec *douze, sur le même sujet.* Le praticien connaît par expérience le mot de Brown : *Opium me hercle non sedat.* Certes, je le crois bien, s'il le prenait à dose insuffisante pour forcer son système nerveux ; il l'éveillait, au contraire, et c'est ce que savent trop bien tous les mangeurs d'opium qui ont contracté la funeste habitude de faire travailler leur cerveau sous l'influence de cet *excitant*. Ils se servent de *la réaction* contre l'opium et nullement de sa puissance *coercitive*, dont ils n'ont que faire pour le but qu'ils se proposent » (*Lyon Méd.*, II, 153).

Et c'est pour éviter ces effets réactifs que Faivre donne les conseils suivants : « Si vous administrez par cuillerées, d'heure en heure, une potion dont la totalité est destinée, d'après votre calcul, à produire l'effet coercitif *sommeil*, soyez sûr que les premières cuillerées agiteront votre malade. Donnez la même potion d'un seul coup, l'agitation durera à peine quelques minutes et le sommeil la dissipera rapidement. Enfin, administrez une dose équivalente de morphine par la méthode endermique et l'organisme, comme assommé, succombera encore plus promptement.

« Ceci vous explique un fait d'observation très commun : beaucoup de malades, les femmes surtout, prétendent être rebelles à l'action de l'opium. C'est qu'il leur est fréquemment très mal administré ; on leur donne de trop faibles doses, première faute, et on les expose de la sorte à une réaction très probable ; on le leur fait prendre par fractions espacées, deuxième faute, et la réaction est alors certaine pendant l'introduction des premières fractions. Donnez l'opium à dose suffisante et donnez-le vite ; bien clairsemés seront les réfractaires » (*Lyon Méd.*, II, 228).

Barthez avait aussi, à propos de l'opium, observé ces « effets contraires, suivant que l'organe se trouve disposé à l'atonie ou à l'irritation » ; et ajoutait-il : « Ces vertus contraires tiennent spécialement à la différence des doses ».

Le sommeil dû aux effets actifs de l'opium peut avoir une durée plus ou moins longue, mais, après le réveil, les cliniciens ont bien observé, chez leurs malades et surtout chez les morphinomanes, que le sommeil était suivi d'une phase d'excitation provoquant parfois l'insomnie la nuit suivante. Dans ce fait il est aisé de reconnaître les effets réactifs de retour, signalés déjà par Rabuteau pour la ciguë, par Vulpian pour la strychnine et par Cl. Bernard pour la morphine.

Utilisation des effets réactifs. — Un organisme malade, comme un organisme sain peut, sous l'influence d'une substance chimique, éprouver les deux séries d'effets opposés, et nous avons vu précédemment, en étudiant l'opium, que les effets actifs s'accompagnent nécessairement des effets réactifs.

Chez les animaux réfractaires à la morphine

Guinard avait même observé, après Cl. Bernard, que les phénomènes d'excitation dominaient et que la narcose ne se produisait pas. Les effets réactifs que nous avons vu se produire avant et après les effets actifs (sommeil) se produisaient seuls. La phase intermédiaire (narcose : effets actifs) était seule supprimée. Manquat dit bien que cette excitation qui précède toujours le sommeil peut « ne pas être dépassée si la dose est insuffisante pour le sujet donné ».

L'on peut donc utiliser les effets réactifs d'une substance chimique quelconque en évitant ses effets actifs. Faivre nous a bien expliqué que c'est cette phase d'excitation que recherchent certains Orientaux, et si, « dans ses *Confessions d'un mangeur d'opium*, Thomas de Quincey nous dit que l'opium exaltait son sens de la musique et qu'il en prenait habituellement une dose avant de se rendre à l'Opéra », c'était bien pour éprouver les effets réactifs (excitation) et non pour subir les effets actifs (sommeil), car il est évident que cet amateur de musique n'allait pas à l'Opéra pour dormir. Cette augmentation de l'acuité auditive n'a, du reste, rien d'étonnant, Cl. Bernard ayant démontré que la morphine provoquait, chez les animaux « une sorte d'exagération de l'excitabilité, ou plutôt une espèce de sensibilité particulière au bruit (1) ». Herbert Spencer (2) a constaté aussi cette exaltation du sens musical sur lui-même, le lendemain d'une prise de morphine. L'audition renouvelée d'une symphonie entendue quelques années auparavant avec une complète indifférence lui procura « un plaisir des plus vifs. En partie, dit-il, ma sensibilité aux sons s'était aiguisée, et en partie s'était accru chez moi le pouvoir d'apprécier leurs relations et la complexité formée par celles-ci». Ces « sentiments exaltés par un stimulant nerveux » étaient bien chez Spencer un des effets réactifs de retour de la morphine.

A propos d'une autre substance, le tabac, Faivre fait aussi très justement remarquer « que le fumeur émérite ne demande au tabac ni *tout* ni rien de son action pathogénétique, mais qu'il compte sur la *réaction* de l'organisme contre les effets propres et caractéristiques de cette substance », évitant avec soin les effets coercitifs que subit très souvent « le fumeur novice surpris par son premier cigare » (*Lyon Méd.*, II, 153).

---

(1) Cl. Bernard. — *Leçons sur les anesthésiques*, p. 196.

(2) H. Spencer. — *Faits et commentaires*. Trad. Auguste Dietrich. Paris, 1903.

Ces quelques considérations à propos de l'opium et du tabac permettent de comprendre ces coutumes si diverses d'une nation à l'autre. C'est ainsi que, suivant le point du globe où l'on trouve plus particulièrement telle substance chimique, l'on utilise le haschisch, le café, le thé, le maté, la coca, le vin, la bière, etc., etc.

Et, fait digne de remarque, ce n'est pas à titre d'aliments que ces boissons *nationales* sont utilisées, c'est à cause de leurs propriétés excitantes. Parmi leurs effets réactifs, c'est surtout l'excitation psychique qui est recherchée (1), parce que ce symptôme *subjectif* est le premier senti, le plus efficacement démontrable pour le sujet, et ceci explique suffisamment la part prise par la volonté au début d'une habitude dont on ignore les conséquences plus ou moins funestes. Car celui qui recherche presque instinctivement les effets réactifs d'une substance ayant une influence sur son cerveau, subit ainsi un véritable traitement psychique qui le guérit momentanément de ses soucis quotidiens ; mais il ne sait pas toujours, ne peut souvent pas éviter ses effets actifs; par suite de son habitude ou

(1) GALLAVARDIN. — *Traité d'hygiène humaine*, chap. VI, Travail psychique ; (inédit).

accoutumance à la substance, la dose nécessaire pour provoquer les effets réactifs devient insuffisante ; et comme, pour antidoter certains effets (probablement des effets actifs) qui se déclarent parfois après la cessation momentanée de la susbtance, il fait appel aux effets réactifs de cette substance, il se trouve ainsi renfermé dans un cercle *vicieux* dont il ne peut plus sortir.

Un organisme n'éprouve donc aucun mal des effets réactifs tant qu'il s'arrête en deçà des effets actifs. Il en retire parfois quelques avantages et la Bible, relatant les effets actifs du vin ressentis par Noë, a dit aussi avec raison : « *Vinum lœtificat cor hominum* ». Mais certains effets actifs sont subis *inconsciemment* par l'organisme, parce que ce sont des symptômes *objectifs*, lésions organiques qui ne passent inaperçus que pour une durée plus ou moins courte. Et il n'existe qu'une seule preuve permettant d'affirmer que les effets actifs n'ont pas été subis, c'est lorsqu'il ne résulte aucun trouble lors de la suppression de la substance.

Un même sujet pourra, étant donné une dose capable de produire des effets réactifs, être différemment impressionné, suivant qu'il est en état de santé ou malade. Habituellement le malade, dont l'organisme, à l'aide seulement de ses propres forces, essaie de réagir dans un certain sens pour aboutir à la guérison, peut être influencé par une dose excessivement minime, lorsque les effets réactifs de la substance qu'il absorbe agissent dans le même sens que les efforts accomplis par son organisme tendant à réagir contre la cause morbide. Lorsqu'il y aura similitude parfaite entre les effets réactifs d'une substance chimique et les efforts de réaction de l'organisme malade, la susceptibilité de cet organisme à une dose minime se comprendra facilement, car l'organisme ne gênera en rien la production des effets réactifs d'une substance. L'organisme arrivera ainsi à son but : la guérison, secondé par un auxiliaire utile : le médicament.

Et si l'organisme malade n'a pas encore commencé cette réaction salutaire, si même il subit encore les effets actifs de la maladie, le médicament amorcera par ses effets réactifs la réaction de l'organisme. Ce dernier, avec l'aide de ce même médicament, la continuera jusqu'à son retour à l'état normal.

Les *effets actifs de la maladie* ont ici le même sens donné par Soulier à l'*action offensive*. En effet, lorsque l'organisme est envahi par un poison morbigène qui est aussi une substance chimique, il présente la même succession d'effets que lorsqu'il est sous l'influence d'une substance chimique connue. Claude Bernard (1) avait déjà établi cette analogie, en disant que « les poisons déterminaient de véritables maladies » artificielles, « maladies par empoisonnement faciles à reproduire à volonté ». Cette remarque est vraie. Aujourd'hui, certaines maladies ne sont-elles pas regardées comme des intoxications ? Cette distinction en maladies naturelles et maladies artificielles signifie seulement que si la cause est parfois inconnue à propos des premières, elle est connue quand il s'agit des secondes, et l'ignorance de la cause troublant l'organisme n'empêchera pas celui-ci de présenter alternativement des effets actifs et des effets réactifs dus à la cause morbigène.

Une maladie peut même présenter, dans son évolution, les trois phases : effets réactifs du début, effets actifs, effets réactifs de retour, comme l'ont remarqué certains pathologistes. Ces effets réactifs de retour ont souvent été constatés par certains thérapeutes qui, soumettant telle maladie à un traitement approprié et réellement curatif, observaient que cette maladie, en évoluant vers la guérison, repassait par les mêmes phases qu'elle avait pré-

---

(1) Cl. Bernard. — *Leçons de Pathologie expérimentale*, p. 18.

sentées à ses débuts, mais en sens inverse.

Si nous considérons uniquement les effets actifs des causes morbigènes et les effets actifs des substances chimiques connues, nous connaîtrons facilement les effets réactifs de ces deux facteurs, l'expérience nous ayant déjà montré leur opposition.

Il nous sera, par suite, très facile d'examiner dans quels cas la thérapeutique a utilisé les effets réactifs des substances chimiques.

Les exemples ne manquent pas et il suffit d'en rapporter seulement quelques-uns pris parmi ceux qu'ont cité les auteurs dont on ne peut suspecter le parti-pris.

« Si je prends pour exemple la belladone, écrit Faivre, je lui trouve deux actions, entre autres, qui ne font pas l'objet d'une discussion : la propriété de relâcher les muscles circulaires et celle de procurer une angine toute particulière. Or, si vous administrez, à l'exemple de Trousseau, de la belladone à faible dose, dans certains cas de constipation, vous obtenez une légère purgation ; autrement dit, vous avez donné la belladone à dose insuffisante pour paralyser l'intestin, et vous voyez se produire, par réaction, une contraction d'où procède un léger effet laxatif.

« Avez-vous essayé la belladone au début des angines simples ? Pour moi je ne compte plus les cas heureux, et je connais bien des gens qui la prennent sans m'en prévenir, se servant, dans ce cas, des ordonnances que je leur ai faites il y a déjà plus ou moins de temps.

« Avez-vous lu les admirables expériences de M. Pécholier, de Montpellier, sur l'action de l'antimoine et de l'ipécacuanha ? A haute dose ces substances produisent infailliblement une violente inflammation du tube digestif et surtout du système respiratoire; ai-je besoin de vous rappeler que ce sont vos meilleures armes contre les maladies caractérisées par ces lésions, à condition de les employer à faible dose ? (*Lyon Méd.*, II, 154, 155).

« Voici, d'une autre part, un phtisique qui vomit régulièrement ses aliments à la suite des accès de toux ; je lui fais prendre un milligramme de tartre stibié dans une demi-verrée d'eau, en trois ou quatre fois, et, comme je l'ai constaté mille fois, le vomissement s'arrête pour quelques jours. Certes, il n'y a pas l'ombre d'un effet coercitif dans ce phénomène ; la preuve en est que vous ne vomiriez pas avec cette dose, vous qui vous portez bien » (*Lyon Méd.*, II, 220).

Faivre signale, en outre, « des médicaments qui n'ont été employés jusqu'aujourd'hui qu'à dose réactionnelle, parce que leurs effets coercitifs sont tellement fâcheux que l'on n'a pas encore trouvé le moyen et l'occasion de s'en servir ». Et il énumère les cas suivants : « L'arsenic est un agent actif de paralysie des extrémités : vous l'employez contre la paralysie spontanée des même parties. L'arsenic est un agent puissant de congestion céphalique : vous l'employez contre la congestion cérébrale idiopathique avec le plus grand succès; il donne la diarrhée et vous l'employez contre certaines diarrhées; il détermine des éruptions caractéristiques et toutes spéciales, et vous l'employez contre les poussées de furoncles et les eczémas chroniques ou subaigus. L'arsenic s'emploie contre la fièvre intermittente, parce qu'il détermine des accès périodiques généralement quotidiens lorsqu'il est pris à dose vénéneuse, etc., etc. En un mot, sauf le cas de cautérisation, dans lequel on emploie sa puissance toxique *localement* et Dieu sait avec quel danger, on n'emploie jamais l'arsenic à dose coercitive mais toujours à dose réactionnelle » (*Lyon Méd.*, II, 219).

Citons les faits suivants parmi ceux que rapporte Lépine dans son article : *Des deux phases « contraires » de l'action de certains médicaments.*

« M. Boardman Reed a publié, l'an dernier, la relation d'un cas qui est fort intéressant à cet égard, si toutefois l'auteur n'a pas été abusé par une coïncidence, car le fait est unique. Il s'agit d'un jeune homme atteint de fièvre typhoïde et dont la diarrhée incoercible, paraît-il, avait résisté à l'emploi du bismuth, de l'opium et même des préparations saturnines. En désespoir de cause, l'auteur administra la podophylline à la dose quasi-homœopatique (1) de 0 gr. 0005, toutes les trois heures. Après la troisième dose, l'effet fut, dit-il, satisfaisant, et la diarrhée cessa complètement en vingt-quatre heures. Ce résultat serait assez remarquable, si l'idée d'une simple coïncidence pouvait être écartée ; malheureusement, celle-ci est d'autant plus admissible que, quelques jours plus tard, chez le même malade, la podophylline, à la même dose, a échoué. L'auteur a eu alors recours à l'administration d'un autre agent diarrhéique, la liqueur de Fowler, à la dose d'un huitième de goutte toutes les deux heures, laquelle aurait été suivie d'un résultat satisfaisant (2).

« Dans la pensée de l'auteur, ce dernier

---

(1) Ce qualificatif a besoin d'une petite rectification : Ce n'est pas la dose qui est homœopathique, c'est l'effet actif de la podophylline qui est homœopathique à la diarrhée.

(2) *Practitioner*, 1888, 1er semestre p. 360.

résultat, comme le premier, témoignerait en faveur d'une action « contraire ».

« Plus récemment, le Dr Arndt (de Greifswald) a aussi cité quelques faits susceptibles d'être interprétés dans ce sens. Ainsi, à la dose de o gr. 115 à o gr. 05, l'ipéca exciterait l'appétit, tandis qu'à la dose de o gr. 1 à o gr. 3, il le diminue en provoquant le dégoût; à la dose de 3 à 5 grammes, il serait un antidiarrhéique. L'huile de ricin, à la dose d'une demi-petite cuillerée (ou d'un quart), serait également antidiarrhéique. L'huile de croton, à la dose de o gr. 0012 à o gr. 005, agirait bien dans les affections intestinales et particulièrement dans la dysenterie (1).

« Un fait très positif, c'est, dans la dysenterie, l'action favorable du sublimé, à *petite dose* (en lavement à 1/2000 ou 1/3000) sur laquelle M. le docteur Lemoine, répétiteur à l'Ecole de Santé militaire, qui l'a découverte (2), et

---

(1) *Berliner kl. Woch.*, 1889, p. 952.

(2) Pour savoir à qui appartient la priorité de cette découverte consulter l'article de Millard, d'Edimbourg, paru dans le *British Médical Journal*, 1886. Du reste, l'action du mercure dans la dysenterie était connue depuis longtemps en Angleterre puisqu'il était employé par Robert Boyle, comme le rapporte Imbert-Gourbeyre: « Le célèbre Hoffmann s'étonnait

M. le docteur Lannois, ont bien voulu attirer mon attention. M. Lemoine l'a constatée dans un grand nombre de cas de dysenterie. S'agit-il là d'une action antiseptique locale, ainsi que le pense M. Lemoine, ou bien est-ce une action en quelque sorte spécifique du mercure sur le gros intestin (on sait qu'il y a de grosses lésions du gros intestin dans l'intoxication hydrargyrique) ; c'est ce qu'il est difficile de décider.

« A l'appui de la dernière alternative on peut faire remarquer l'action également très favorable, et si connue, du calomel administré par la bouche. Si cette hypothèse d'une action spécifique du mercure était prouvée, elle viendrait à l'appui de la thèse des deux actions « contraires » de certains médicaments ».

La littérature médicale fourmille de faits où la guérison de maladies est l'œuvre des effets réactifs des agents chimiques. En ce qui con-

---

de ce que Robert Boyle avait recommandé le mercure dans la dysenterie; pourquoi ? Parce qu'il savait que le calomel et le sublimé corrosif, préparations mercurielles, donnent par eux-mêmes la diarrhée et la dysenterie. Il arguait donc à faux de cette propriété physiologique contre l'application thérapeutique qu'en faisait Boyle » (*Lectures publiques sur l'Homœopathie*. Paris, 1865, p. 86).

cerne le phosphore, mon père (1) avait signalé son efficacité dans les paralysies. Imbert-Gourbeyre (2), dans ses études très documentées sur l'arsenic,a parlé de l'utilité de ce dernier médicament dans ces mêmes maladies.

*
* *

C'est surtout dans ces cas où la thérapeutique utilise les effets réactifs qu'il faut éviter la production des effets actifs, et cela, en ne prolongeant pas trop longtemps l'administration de la substance et surtout en évitant d'augmenter la dose. Ecoutons, sur ce point, les conseils de Faivre : « On peut affirmer, d'une manière générale, que tout médicament administré de manière à provoquer une réaction finit, si on le continue indéfiniment, par imposer son effet et déterminer une coercition. Si je donne, dans la bronchite qui tend à passer à l'état chronique, un centigramme de tartre stibié par jour, j'obtiens, pendant les

---

(1) GALLAVARDIN. — *Les Paralysies phosphoriques, Paralysies produites et guéries par le phosphore*, 2e édition, Paris, 1865.

(2) IMBERT-GOURBEYRE — Etude sur la paralysie arsenicale. *Gazette Médicale*, 1858; *L'Art Médical.*

premiers jours, un effet de réaction éminemment favorable, mais, si je persiste dans l'administration du même traitement, j'observe, presque toujours, après un temps qui varie de six à quinze jours, un effet coercitif évident ; le malade se plaint de coliques, de diarrhée ou se met à vomir » (*Lyon Méd.*, II, 231).

Ce même auteur cite des cas où il est même nécessaire de diminuer la dose : « Un homme vigoureux présente une angine simple à son début ; je lui fais prendre en 12 heures 10 centigrammes d'extrait de belladone et, sous l'influence de la réaction, l'angine disparaît avec l'action du médicament ; c'est un fait que j'ai constaté plus de cent fois. La même médication est employée chez une femme délicate, dans un cas identique, et, au lieu d'une disparition rapide de l'angine, j'observe une aggravation considérable. Que conclure de là ? Pour moi, il est évident que la réaction s'est opérée chez le premier malade, et la coercition chez la seconde, et la preuve en est que si, dans le second cas, je donne 1 centigramme ou 2 au lieu de 10, je réussis tout aussi bien que dans le premier » (*Lyon Méd.*, II, 230).

D'une façon plus générale, quoique moins précise, Cap avait émis, en 1821, les mêmes idées quand il énonçait ce principe : « *L'in-*

tensité d'une médication est en raison directe de la dose du médicament qui l'a produite, tant que la force physiologique peut en dominer l'activité médicatrice ; mais, au delà de ce terme, le désordre occasionné par l'influence du médicament prend un nouveau caractère qui n'a rien de commun avec la médication primitive, et dont le résultat est toujours plus ou moins funeste » (p. 37).

En 1820, un professeur lyonnais, Etienne Sainte-Marie (1), avait rapporté des guérisons de diarrhées par des purgatifs, de sueurs meurtrières par des sudorifiques, de fièvres comateuses par de l'opium, d'épilepsie même par des arcanes causant des accès épileptiques. N'ayant sans doute pas connu les travaux de Hahnemann (2), il ajoutait à ces faits les réflexions suivantes : « Il est impossible que ces faits ne soient que d'heureux hasards ; ils se rattachent indubitablement à quelque *grande loi thérapeutique* que j'ai peut-être entrevue dans le principe ci-dessus établi, mais qui reste encore à mieux déterminer que je

(1) Etienne SAINTE-MARIE. — *Nouveau Formulaire médical*, Lyon, 1820.

(2) L'homœopathie fut introduite en France, et pratiquée à Lyon, en 1830, par Des Guidi, inspecteur de l'Université.

n'ai pu le faire »... « Il est certain que nous guérissons quelquefois en agissant dans le sens même de la nature et en complétant, par nos moyens, l'effort salutaire qu'elle a entrepris et qu'elle n'a pas la force d'achever ».

*
* *

Si, en thérapeutique, l'usage de certains agents est encore empirique, la connaissance de certaines lois de physiologie générale nous permettra de les employer d'une façon plus scientifique.

Debove, dans sa thèse d'agrégation : *L'action physiologique des médicaments peut-elle devenir la règle de leur emploi thérapeutique ?* (1875), avait exposé, dans ses conclusions, trois idées que nous citerons en entier :

« 1° *Dans l'état actuel de la science*, l'action physiologique des médicaments ne peut pas devenir la règle de leur emploi thérapeutique ;

« 2° Si l'action physiologique des médicaments ne peut être la règle de leur emploi, il faut reconnaître qu'elle nous fournit de précieuses indications dont la clinique profite chaque jour ;

« 3° Les progrès réalisés tous les jours dans

les différentes branches de la physiologie nous permettent d'espérer qu'un moment viendra où l'empirisme, aujourd'hui nécessaire, fera place à une thérapeutique rationnelle fondée sur la physiologie ».

Ces deux dernières idées corrigent heureusement l'affirmation contenue dans la première. La physiologie nous enseignant les effets opposés des substances chimiques, c'est-à-dire leurs effets actifs et leurs effets réactifs, nous autorise à modifier mieux encore cette première conclusion. Faivre, qui avait plus spécialement étudié ces effets opposés, disait très justement, en s'adressant à son lecteur : « Je n'aurais qu'à vous ouvrir le premier venu de tous nos ouvrages de thérapeutique, à parcourir la liste des médicaments, et bien petit serait le nombre de ceux qui feraient exception à la règle dont je cherche à vous démontrer l'universelle application ; et encore cette prétendue exception s'expliquerait-elle infailliblement par l'ignorance où nous sommes encore des actions positives, directes, coercitives de ces médicaments, et la confusion que nous faisons de ces actions avec les effets négatifs ou réactionnels » (*Lyon Méd.*, II, 156).

C'est cette connaissance des effets opposés qui lui permettait d'affirmer « qu'au point où en est la science de l'homme sain et celle de l'homme malade, qu'au point où en sont nos connaissances sur les agents thérapeutiques, de quelque nature qu'ils soient, il est possible de formuler une théorie scientifique de leurs actions et de leurs indications » (*Lyon Méd.*, II, 146).

Ce conseil pourra, dans maintes occasions, servir de guide dans la pratique médicale. Il est toutefois certains remèdes employés d'une façon empirique, dont on ne sait si leur efficacité thérapeutique est due à leurs effets actifs ou à leurs effets réactifs. Naturellement, les théoriciens partisans de l'utilisation des effets actifs disent que ceux-ci sont cause de la guérison, et les partisans des effets réactifs prétendent qu'à ceux-là seuls est dû le résultat curatif. Il faut donc attendre des faits d'expérimentation plus précis pour décider si la guérison peut être attribuée soit aux effets actifs, énantiopathiques ou allopathiques, soit aux effets réactifs, homœopathiques ou isopathiques.

Tous ceux qui prétendent, et ils sont nombreux, que la thérapeutique n'est pas encore sortie du domaine de l'empirisme, peuvent donc, désormais, à l'aide de leur talent et de leur faculté d'analyse, guidés par les lois de la physiologie générale, tenter la solution trop longtemps retardée, d'une quantité de problèmes laissés en suspens par les thérapeutes. Cette connaissance des effets opposés leur sera peut-être d'une grande utilité.

CHAPITRE III

ESSAIS D'EXPLICATION DE L'EFFICACITÉ THÉRAPEUTIQUE DE L'UN OU DE L'AUTRE DES EFFETS OPPOSÉS. — LOIS D'INDICATION DE CES EFFETS OPPOSÉS.

En examinant les étapes successives que parcourt une science dans les différentes phases de son évolution, l'on voit que ses progrès sont liés, à l'égard des faits, à trois conditions :

1° Constatation ;
2° Application ;
3° Explication.

Le plan de cet « *Essai de Thérapeutique générale* » s'inspire de cette grande division. Ces trois opérations de l'esprit sont le fondement de la véritable méthode scientifique, de la méthode analytique, employée par Cl. Bernard dans son enseignement.

L'histoire démontre, aussi, que ces trois opérations apparaissent dans cet ordre chronologique (1). Prenons un exemple : Tout le monde a pu *constater* ce fait : Ascension des liquides dans une pompe. Les anciens avaient *observé* ce phénomène et, par suite d'une tendance naturelle à tout esprit scientifique qui le pousse à généraliser, ils avaient *expérimenté,* c'est-à-dire répété ce phénomène, afin de s'assurer de sa production constante. Cette expérimentation était pour eux une transition entre la constatation et l'*application*, qui n'est autre que la répétition incessante du fait. Mais pour eux ce fait était-il *expliqué* ?

Tout le monde sait que l'axiome fameux du moyen âge : « La nature a horreur du vide » servait d'explication à beaucoup de phénomènes et surtout à celui de l'ascension du liquide dans les pompes. Pascal même, avant la découverte de la véritable explication,

---

(1) « Au premier abord on est tenté de croire que, dans toutes les sciences, la théorie a précédé les applications pratiques. La logique semblerait le prouver, et cependant c'est là une erreur profonde. L'histoire nous apprend que l'évolution se fait en sens inverse et que la pratique a toujours précédé la théorie ». Cl. BERNARD, *Leçons de Pathologie expérimentale*, page 4.

avait parlé en fort bons termes de cet axiome qu'il croyait vrai. Mais la constatation d'un autre fait, observé par Toricelli, le pousse à expérimenter. Se laissant guider par une sorte d'intuition, que Cl. Bernard aurait pu appeler une idée préconçue, idée qui, à cet état d'ébauche, n'est pas encore une hypothèse ou un essai d'explication, Pascal expérimente avec la colonne mercurielle et découvre le véritable principe lui permettant d'expliquer l'ascension des liquides dans le vide.

Les anciens avaient-ils attendu Pascal pour se servir de la pompe ? Non, car la généralisation du fait était pour eux une *loi* à laquelle ils se soumettaient. Cl. Bernard dit très bien : « La généralisation n'est que la réduction de variétés phénoménales distinctes à une loi commune ». Et, souvent, une formule ou un axiome empirique fait force de loi scientifique. Qui sait même si nos lois scientifiques ne sont pas elles-mêmes des axiomes empiriques ? L'on ne peut raisonnablement décider sur ce point tant que l'on ne connaîtra pas l'absolu, c'est-à-dire la cause première de toutes choses et aussi leur cause finale.

Ne nous égarons point dans les sentiers inexplorés de la métaphysique, mais suivons les chemins battus de la véritable méthode scientifique. Cl. Bernard nous a appris à distinguer le fait de son interprétation. Euler avait fait la même distinction entre les *vérités sensibles* (vérités de fait) et les *vérités intellectuelles* (vérités de raisonnement). Hahnemann, après la découverte de sa grande loi thérapeutique, n'oublia pas cette distinction, car, cherchant une *explication* de la loi de guérison homœopathique, il ne fut aucunement « prédisposé à subir l'empire d'une idée fixe ». Sa vaste érudition l'avait mis en garde contre les systèmes et les hypothèses et il se défendait de tomber dans ce travers. « Quand « le fait est positif, peu nous importe la théorie « scientifique de la manière dont il a lieu. « J'attache peu de prix aux explications que « l'on pourrait essayer d'en donner » (*Organon*, § 28).

C'est après ces restrictions, peut-être exagérées, que Hahnemann essaie d'expliquer le mécanisme de la guérison d'une maladie après l'administration d'une substance provoquant, dans un organisme sain, des symptômes *semblables* aux symptômes morbides.

*
* *

Les idées théoriques de Hahnemann peuvent être ramenées à trois principales. Pour lui, la guérison s'effectue soit :

1° Par la réaction de la force vitale, soit,

2° Par la substitution des effets de la substance chimique aux symptômes morbides, soit,

3° Par la production des effets primitifs ou secondaires.

*
* *

La théorie de la force vitale formulée par Hippocrate est vieille comme le monde et ne disparaîtra vraisemblablement qu'avec lui.

Hahnemann se fait donc l'écho de la tradition quand il dit : « La guérison ne peut avoir lieu qu'au moyen de la réaction de la force vitale contre un médicament approprié, et elle s'opère d'autant plus sûrement et promptement que cette force vitale conserve encore davantage d'énergie chez le malade » (*Organon*, préface, p. 4).

Cette expression de force vitale, qui peut provoquer le rire de quelques sophistes, a été prise dans différents sens. Il ne s'agit pas de savoir si cette force est de nature spirituelle ou de nature matérielle, la discussion reste ouverte entre les médecins philosophes. Le mot force ne peut avoir ici qu'un sens empirique, sens que lui conservent quelques thérapeutes et le langage populaire appelant certains remèdes des *fortifiants*.

L'être vivant possède la force de marcher, la force de digérer, la force de penser, etc., c'est-à-dire autant de forces que d'actes physiologiques s'exerçant à l'insu ou sous le contrôle de la conscience. La synthèse de ces forces est, pour le biologiste, la force de vivre, ou plus simplement, la *force vitale*. Les écoles médicales ont donné à ce fait : force de vivre, des noms très divers suivant tel acte physiologique. Considérant cette force, principe recteur de la vie, les anciens l'appelaient : ψυχη, νους, *anima*, *spiritus* (1), et les modernes : esprit, archée (Van Helmont), âme (Stahl), etc. (2).

(1) Galien croyait à « l'existence de trois *esprits* chez les êtres vivants : l'*esprit naturel* qui résidait dans le foie ; l'*esprit vital* dont le siège était dans le cœur gauche, et enfin les *esprits animaux* que le sang dégageait en quelque sorte dans les ventricules du cerveau » (Cl. BERNARD, *Leçons sur les anesthésiques*, p. 5).

(2) L'archée de Van Helmont, ou l'âme de Stahl n'est pas l'âme des théologiens et des philosophes. (Cl. BERNARD, *Leçons sur les propriétés des tissus vivants*. Paris, 1866, p. 68). Van Helmont admettait une vitalité propre à divers organes, ou plusieurs centres de vie placés sous la dépendance de l'archée principal (Traité : *Vita multiplex*). Glisson distinguait trois sortes d'*irritabilité* que Haller cherche à connaître par l'expérimentation. Ces auteurs et Bichat, par ses études sur les tissus, expriment des

L'étude des actes physiologistes régis par cette force fit distinguer encore la sensibilité, la volonté, etc., puis, en dernière analyse, l'*irritabilité protoplasmique* quand la cellule, unité vivante, fut mieux connue. Combien d'auteurs ont-il admis la force vitale sous d'autres noms ? De Blainville se servait du mot « dynamiques » pour désigner, dans les sciences biologiques, les manifestations de l'organisme vivant. Brown Sequard se sert du même terme.

Cl. Bernard, cherchant à expliquer les effets des substances introduites dans l'organisme, rejette, dans certains cas, les théories mécaniques ou physiques, les théories chimiques, et admet plutôt les théories vitales, disant que les lésions déterminées par ces agents sont des « lésions vitales » des « lésions dynamiques ». Il n'a fait, du reste, que répéter Hahnemann, qui prétendait, grâce aux effets des médicaments « modifier dynamiquement l'état de l'homme ». Abandonnant aux physiciens le mot force, et aux anciens vitalistes

---

idées qui sont l'origine de notre conception actuelle de la cellule. C'est encore la *contractilité* qui a remplacé les forces multiples d'une nature inconnue ou indéterminée et qui reste cette « seule force vitale, celle qu'on retrouve toujours, partout où il y a mouvement ». (MAREY, *Physiologie de la circulation du sang*, p. 17).

l'expression force vitale, il adopte un nom nouveau qui lui est exactement synonyme : *principe physiologique.* Nous avons déjà vu que François Franck s'est servi des expressions, en les soulignant même : *effet dynamique avec réaction dynamogénique*, *manifestation dynamique dépressive.* N'est-ce pas aussi admettre une force vitale épurée et transformée que de constater (1) actuellement une tendance néo-vitaliste dans les sciences biologiques ?

Chez l'homme malade cette même force apparaît sous un autre nom, ou avec d'autres qualificatifs. Si, chez l'homme en santé, cette force est *puissance*, chez le malade elle devient *résistance.* La force médicatrice des anciens n'est-elle pas la force vitale évoluant vers la guérison ? Cette puissance curative était autrefois une tendance innée, un instinct particuculier et, en constatant que ces idées se retrouvent à toutes les époques de la médecine, malgré la variation du mot qui les exprime, Claude Bernard ne vient-il pas apporter un argument de plus à sa constatation quand il dit : « Ce que les anciens ont connu sous le nom de

---

(1) J.-P. Morat et M. Doyon. — *Traité de Physiologie.* Paris 1904. Introduction par J.-P. Morat.

force médicatrice n'est rien autre chose que la manifestation du principe physiologique lui-même » (1). Même idée dans Bichat sous une forme différente : « La vie est l'ensemble des fonctions qui résistent à la mort ». Hufeland pensait que la guérison était le résultat de la réaction de la force vitale. Cap admet aussi cette résistance du *principe vital*, de la *force physiologique* comme explication de la guérison. Faivre, qui juge indifférent de rechercher si cette force vitale existe ou n'existe pas, l'admet implicitement comme résistance quand il dit : « C'est par esprit de contradiction, si je puis ainsi parler, que l'organisme *se refuse* à l'action médicamenteuse, et non par un effort de réparation, comme dans le cas de substitution ; et ce refus entraîne avec lui la cessation de l'état morbide analogue, à *priori*, à la susdite action du médicament ». (*Lyon Méd.*, II, 221). Si l'organisme se refuse à l'action d'une substance extérieure, c'est parce qu'il peut *réagir*. La réaction de la force vitale de Hahnemann n'est-elle pas cette «sorte de suractivité de la tendance à la restitution du

(1) Cl. Bernard. — *Leçons de Pathologie expérimentale*, p. 64.

type normal » (1); n'est-elle pas la « manifestation de la spontanéité vivante » (2); n'est-elle pas la réaction de défense admise par la majorité des auteurs (3); n'est-elle pas encore la réaction défensive de Soulier ?

Pourquoi, alors, devant cette unanimité à admettre cette puissance de la force vitale, l'esprit n'est-il pas satisfait par cette hypothèse ? La raison en est simple. C'est que ce mot de force vitale ne contient aucun essai d'explication. Ce n'est ni une théorie ni une hypothèse, c'est la dénomination d'un fait, et, comme définition, c'est une *pétition de principe.* Le mot *réaction* lui-même a la même valeur, et l'expression : *effets réactifs* doit signifier, non une hypothèse, mais un fait constaté par tous les auteurs qui ont observé les effets opposés des agents physiques ou chimiques.

*
* *

La théorie de la substitution fut inspirée à Hahnemann par un aphorisme d'Hippocrate.

---

(1) VULPIAN. — *Action physiologique des subs. tox. et méd.*, p. XVI.

(2) GRASSET, CHAUFFARD, FAIVRE, etc., etc.

(3) MANQUAT. — « La simple *réaction de défense* contre le contact d'une substance étrangère peut

Erigeant en axiome ce qu'il observait en pathologie, Hippocrate avait écrit : *Ex duobus doloribus major obscurat minimum.*

Si, étant donné deux affections, la plus forte prédomine sur la plus petite, ou, en d'autres termes, si, ce qui est quelquefois vrai en pathologie, une affection plus grave se substitue a une affection moins grave, Hahnemann pouvait logiquement adopter, en thérapeutique, ce fait physiologique. Comparant l'action du remède à une *maladie médicamenteuse,* il pensait que cette « maladie médicinale artificielle », cette « puissance morbifique médicamenteuse », toute transitoire, se substituait à la « maladie naturelle ». (1)

Un illustre professeur de la Faculté de Paris devait surtout contribuer à la vulgarisation de cette hypothèse, mais Trousseau, pour sa gloire, eût mieux agi en n'attribuant pas plus d'importance que Hahnemann à cette théorie. La *méthode substitutive* n'aurait pas eu ainsi cette grandeur et cette décadence avouées aujourd'hui par tous les thérapeutes.

Trousseau (2), avait étudié l'homœopathie,

---

déterminer l'action physiologique propre à cette substance ». (*Traité de Thérapeutique*, 5e éd., I, p. 43).

(1) HAHNEMANN, *Organon*, §§ 29 et 148.

(2) TROUSSEAU et PIDOUX. — *Traité de thérapeutique*

mais, en édifiant sa méthode substitutive, il imitait ceux qui « démarquent le linge » pour se l'approprier. Plagiaire inintelligent, il copie mal Hahnemann. Accordant, à l'inverse de Hahnemann, plus d'importance à la théorie qu'à la pratique, se faisant l'esclave des mots plutôt que des faits (1), il cherche souvent à produire en thérapeutique, l'inflammation médicamenteuse qui doit se substituer à la maladie naturelle. Hahnemann pouvait supposer « qu'une irritation substituée à une irritation ferait cesser la première en la prédominant. Mais il avait vu, en pratique, que, souvent, cette irritation substituée ajoutait au mal sans le faire finir » (2).

Pour Trousseau, le *criterium* de sa mé-

---

et de matière médicale. Paris, 9e édit., 1875, I, 641-655.

(1) Il semble que l'on puisse dans ce cas, adresser à Trousseau la critique faite par Cl. Bernard aux théoriciens : « On les voit tordant et mutilant les faits pour les faire entrer dans leurs vues, éliminant ceux qui leur sont contraires, arriver à construire des systèmes que leur talent peut faire briller d'un éclat plus ou moins vif, mais dont la vérité finit toujours par faire justice » (*Leçons de physiologie expérimentale appliquée à la médecine*, p. 14).

(2) Bigel. — *Examen de l'Homœopathie.* Varsovie, 1827, p. 126.

thode substitutive était l'aggravation médicamenteuse ; il constatait très souvent cette aggravation, parce qu'il voulait, en répétant l'administration de l'agent substitutif, harceler sans cesse l'organisme dont les manifestations morbides étaient toujours renaissantes. Et Trousseau provoquait, parfois inconsciemment, une aggravation médicamenteuse exagérée ; il donnait alors ce judicieux conseil : « Si la persistance de la phlegmasie tient à la persistance dans l'irritation substitutive, il suffit de *cesser toute médication pour guérir* ». Trousseau se plaignait de faire de trop bons élèves : « Quelques médecins plus hardis, après avoir préludé par quelques essais pour tâter la susceptibilité de leurs malades, doublent, triplent, décuplent la violence de l'agent irritant et remplacent de vive force, par une phlegmasie thérapeutique, l'inflammation qu'ils avaient à combattre ». Cette conduite de Trousseau de répéter l'administration de l'agent substitutif, celle de ses trop bons élèves de « doubler, tripler, décupler la violence de l'agent irritant » était une déduction logique des explications que Trousseau donnait au sujet de la méthode substitutive.

Combien différente fut la conduite de Hahnemann et de ses élèves ! Constatant l'aggravation médicamenteuse, leur plus grand soin était de l'éviter en thérapeutique ; ils étaient en possession du secret leur permettant d'éviter cette aggravation : au lieu de répéter et d'augmenter la violence de l'agent substitutif, ils *atténuaient* cet agent aggravant, parce qu'ils comprenaient le mécanisme de cette loi thérapeutique de la similitude. « Pour qui se pénètrera bien que cette loi prescrit d'ajouter au mal, pour le guérir, il devient subitement intelligible que, pour que cette addition soit infiniment petite, le remède doit être également infiniment exigu. Voilà le mot de l'énigme tant ridiculisée, lorsqu'il n'y a de ridicule que l'obstination à ne pas vouloir se placer au revers de la loi des contraires, à qui les grandes doses sont aussi nécessaires que les petites sont indispensables à la loi rivale » (Bigel, p. 127).

Si la méthode substitutive de Trousseau peut avoir quelques points de ressemblance, en théorie, avec la méthode homœopathique, on voit qu'en pratique la conduite des partisans de chacune de ces deux méthodes est totalement différente. On aurait donc tort d'associer comme on le fait souvent, ces deux mots : méthode substitutive ou homœopathique, parce qu'ils ne sont aucunement synonymes. Partant, si un auteur affirme que la méthode substitutive n'a pas survécu à Trousseau, il ne serait pas en droit de conclure que la méthode homœopathique a subi le même sort que sa caricature.

L'explication de la guérison homœopathique par la substitution d'une maladie médicamenteuse à la maladie naturelle est une théorie qui a pu se défendre et séduire Trousseau, mais elle ne satisfait pas beaucoup l'esprit et surtout ne s'adapte pas aux faits. En cherchant une explication de la guérison applicable aux effets de tous les médicaments, Hahnemann eut soin de ne pas se perdre dans des détails d'analyse au sujet de l'action des substances chimiques. Il n'essaya pas de classer les médicaments en *altérants*, *fortifiants*, *dépuratifs*, *stimulants*, *contro-stimulants*, *soporifiques*, *sudorifiques*, *spécifiques*, ni de créer, comme on le fait encore aujourd'hui une série de qualificatifs avec le suffixe *ique* et le préfixe *anti*. Il adopta purement et simplement, dans sa *Matière médicale pure*, l'ordre alphabétique, admettant ainsi que toute substance était un agent chimique dont l'origine minérale, végétale ou animale lui importait peu. Son but n'était pas sans doute, de remplacer ces qualificatifs si divers par une épithète unique, celle de *substitutif*. Cette théorie de la substitution avait toutefois le mérite de s'appliquer à une médication d'ordre général, alors que Trousseau dénaturant doublement la pensée de Hahnemann, ne voulait admettre cette substitution que dans le traitement purement local.

*
* *

Hahnemann n'attribuait pas toujours la guérison à une substitution : « Il est vrai que même une petite dose de tous ces agents produit des effets primitifs appréciables, quand on y apporte l'attention nécessaire; mais la réaction qu'exerce ensuite l'organisme vivant ne dépasse jamais le degré nécessaire au rétablissement de l'état normal » (*Organon*, § 66, p. 152). La maladie médicinale « éteint la maladie naturelle sans affaiblir, tourmenter ou torturer le malade, et les forces reviennent d'elles-mêmes, à mesure que l'amélioration se dessine » (*Organon*, préface, p. 5).

Bichat, avait dit aussi : « Tout mouvement curatif n'a pour but que de ramener les propriétés vitales altérées au type qui leur est naturel » (*Anatomie générale*, introduction, § 2). Cette guérison *tuto, cito et jucunde* que Hahnemann se flattait d'obtenir ne ressemble en rien à une substitution, surtout à cette substitution telle que la comprenait Trousseau.

Faivre, en parlant de l'arsenic dans le traitement des paralysies, de la diarrhée et des fièvres intermitentes, disait, avec beaucoup de bon sens : « On ne substitue pas une paralysie arsenicale à une paralysie rhumatismale... une diarrhée arsenicale à une diarrhée chronique... On ne substitue pas enfin une fièvre arsenicale à une fièvre de marais... On pousse l'organisme dans le sens des actions propres de l'arsenic, mais, comme on ne le pousse pas assez violemment pour obtenir l'action coercitive, on a la chance d'obtenir les effets inverses. Le tout et de s'arranger de manière à ce que ces effets inverses soient *précisément* ceux qui peuvent être utiles au malade dans une circonstance donnée » *Lyon Méd.*, II, p. 220).

Dans son *Essai sur un nouveau principe*, Hahemann avait déjà dit : « Lorsqu'on adapte à un état chronique un remède qui offre une grande analogie avec lui sous le rapport de son principal effet primitif direct, alors l'effet consécutif indirect est quelquefois précisément la disposition dans laquelle on cherche à amener le malade. »

Hahnemann a très bien expliqué le mécanisme de la guérison se produisant parfois par la production des effets primitifs, mais, le plus souvent, par la production des effets secondaires. Malgré l'erreur physiologique commise par lui, à propos des effets primitifs et secondaires, et la confusion créée par ces termes, il avait très bien constaté que la guérison était surtout produite par les effets réactifs, c'est-à-dire par la « réaction qu'exerce l'organisme vivant ». Evitant l'effet actif de l'agent chimique (aggravation), Hahnemann devait bien penser que l'effet réactif était le plus efficace et que cet effet réactif, se trouvant opposé aux effets actifs de la maladie, avait pour fonction de neutraliser ces derniers ou d'*éteindre la maladie naturelle.* Dans cette disparition graduelle de la maladie, l'effet réactif de l'agent chimique semble bien ne pas apparaître. Peut-on, toutefois, affirmer qu'il n'apparaisse pas, surtout lorsqu'on sait que les conditions de sa production sont intimement liées à son atténuation. Si l'on constate un apaisement de l'action morbide, il est naturel de l'attribuer à l'effet réactif de l'agent chimique, parce que, si l'on observe bien les choses, on peut constater que ces effets *réactifs* de l'agent chimique sont *contraires* aux effets *actifs* de la maladie. L'on conçoit alors que les premiers neutralisent les seconds parce qu'ils sont contraires et que ces deux groupes d'effets s'antidotent mutuellement.

Mais, diront les partisans du *Contraria contrariis curentur*, la guérison, d'après cette théorie, s'obtient donc en traitant les symptômes morbides par leurs *contraires* et non par leurs *semblables*, comme l'affirment les partisans du *Similia similibus curentur* (1), et cela, même dans les cas où il semblerait que la guérison fût le résultat du traitement par les semblables. Cela est très possible, et plusieurs partisans des idées hahnemanniennes sont de cet avis.

Guyard (2) écrivait en 1857 : « Si les symptômes du médicament ont le plus d'*analogie* possible avec ceux de la maladie, ils envahissent les points déjà affectés par elle et l'attaquent de front. Alors la réaction de l'organisme, artificiellement surexcitée par l'action médicamenteuse se faisant dans un sens direc-

---

(1) La formule *Similia similibus curantur* est plus fréquemment employée, mais il semble préférable d'adopter l'expression ancienne : *Similia similibus curentur* : Que les semblables soient traités par les semblables. Cette formule signifie alors une *loi d'indication* et, en réalité, elle ne doit être que cela, et non un essai d'explication de la guérison, Le sens du mot *curentur* est le même que celui exprimé dans l'aphorisme d'Hippocrate : *Natura sanat, medicus curat.*

(2) A. Guyard. — *Guide des gens du monde dans le choix d'une médecine.* 2e édition Paris, 1857.

tement opposé au mal, le détruit et ramène dans l'économie l'harmonie et la santé.

« Les *semblables* sont donc les véritables *contraires* ».

C'est surtout Ozanam (1) qui a soutenu cette idée que la guérison était toujours obtenue par les contraires, disant que, les contraires nous étant parfois inconnus, ce sont souvent les semblables qui nous permettent de trouver les contraires.

Il cite les expériences de Fabre, qui vers 1856, « dans un mémoire présenté à l'Académie des Sciences, démontra que l'*éther* et le *chloroforme* pouvaient, malgré leur similitude d'action, devenir antagonistes, si l'expérimentateur avait soin d'opposer la période *excitatrice* de l'un à la période *anesthésique* de l'autre ». Ozanam faisait très justement remarquer que le contraire de certains phénomènes biologiques, s'il existait, ne nous était pas connu. Quel serait le contraire, des symptômes subjectifs : démangeaison, douleur, etc., et même de quelques symptômes

---

(1) Session de 1867. Compte-rendu des travaux du *Congrès international* de Médecine homœopathique, p. 120 ; *Revue Homœopathique française* tome I, p. 36, 1890 : « Une troisième loi en médecine », par Charles Ozanam.

objectifs, éruption, ulcères, etc. ? Il nous serait donc plus facile de connaître « le semblable, c'est-à-dire la substance qui produirait une maladie analogue à celle que nous avons à guérir. Mais, puisque tout symptôme semblable a son phénomène antagoniste et contraire, comme nous l'apprend l'étude de la pathogénésie, nous pouvons donc dire, avec assurance, que le remède semblable possède la vertu contraire; et cette induction légitime nous conduit à admettre le principe des contraires comme base de la guérison, le principe des semblables comme seule méthode d'indication thérapeutique; et le rapport entre ces deux principes se résume en quelques mots : *l'indication des contraires se tire des semblables* ».

Cette hypothèse séduisante aurait une conséquence assez bizarre qui permettrait bien de juger les faiblesses de l'esprit humain, de cette « sotte » raison, suivant l'expression de Pascal. En effet, les médecins qui croyaient traiter par les semblables traitaient en réalité par les contraires et ceux qui s'imaginaient traiter par les contraires s'obstinaient à traiter par les semblables, sans le résultat que leur théorie leur faisait prévoir (1). C'est pour cela que ces

(1) Comparez cette idée avec ce texte de Hahne-

derniers médecins s'adressaient le plus souvent à *d'autres* procédés thérapeutiques avec plus de succès.

Mais, comme le voudrait Ozanam, aux deux lois bien connues, *Similia similibus* et *Contraria contrariis*, est-il nécessaire d'« ajouter une troisième loi qui fusionne les deux précédentes et qui puisse se formuler ainsi : *Contraria similibus indicantur*, les contraires sont indiqués par les semblables », ou, en d'autres termes : « Ce sont les semblables qui nous font connaître les contraires qui guérissent » ?

Cette fusion ne peut être réelle. Ozanam pense plutôt que ce doit être « le trait d'union de la réconciliation » de deux écoles rivales. Car, pour juger la question il ne faut pas s'écarter du point de vue physiologique. L'on ne doit pas considérer, par exemple, les effets réactifs du remède et les effets actifs de la maladie;

---

mann : « Si les palliatifs sont si nuisibles dans les maladies chroniques, et s'ils les rendent plus opiniâtres, la cause en est probablement due à ce que, après leur premier effet opposé aux symptômes, ils laissent après eux un effet consécutif qui *ressemble* à l'affection principale ». *Essai sur un nouveau principe*, p. 39. Dès 1796, Hahnemann signalait, dans certains cas, comme un obstacle à la guérison cet effet réactif de retour dont il est encore parlé plus loin, p. 136.

il est préférable de prendre comme terme de comparaison les effets actifs, aussi bien ceux du remède que ceux de la maladie. On voit alors, dans certains cas, un rapport *d'antagonisme* entre les effets actifs du remède et de la maladie — application de la loi *Contraria contrariis* —. Dans d'autres cas on constate un rapport de *similitude* entre les effets actifs du remède et de la maladie — application de la loi *Similia similibus* — et ces deux formules ne sont pas des hypothèses, ce sont des lois exprimant un rapport entre deux faits.

Il serait cependant plus simple de dire que dans le cas de la loi *Contraria contrariis* on utilise l'*effet actif* d'une substance chimique et que, dans le cas de la loi *Similia similibus*, on utilise son *effet réactif*, provoquant ainsi une réaction en sens inverse de la tendance morbide naturelle à combattre.

Lauder-Brunton (1) essaie de fusionner ces deux lois en disant que la méthode *Similia similibus* est « la même que celle *Contraria contrariis* ». Cependant l'existence de ces deux méthodes est implicitement avouée, et leur séparation est nettement indiquée par

(1) Lauder-Brunton. — *Loc. cit.*, p. 31.

E. Maurel (1) dans deux de ses *Lois de gradation de toxicité et de sensibilité.*

« 3e loi. Parmi les agents exerçant leur action sur le même élément anatomique, les uns exaltent sa fonction et les autres la diminuent.

« Mais même aux doses thérapeutiques, au moins dans certains cas, l'action dominante est précédée d'une action contraire.

« 4e loi. Pour certains agents leur action toxique sur un élément anatomique est la même que leur action thérapeutique, et pour d'autres, leur action est opposée à la première ».

Ces lois ne sont-elles pas la paraphrase des deux lois plus simplement exprimées par les deux formules : *Contraria contrariis* et *Similia similibus* ?

Les physiologistes et les thérapeutes avaient, suivant leur point de vue, remarqué les uns ou les autres de ces effets opposés. Les premiers ont surtout constaté les effets actifs et les seconds les effets réactifs. Mais, si l'on veut bien reconnaître, avec Claude Ber-

---

(1) *Bulletin général de Thérapeutique*, 8 avril 1902, p. 490. E. Maurel, de Toulouse : Essai sur les lois paraissant régir l'action générale des agents thérapeutiques et toxiques.

nard, l'utilité de cette union entre la physiologie et la pathologie, l'on comprendra de quel secours doit être, en thérapeutique, la connaissance des effets opposés, de leur mode de production et des conditions adjuvantes à l'apparition de l'un ou de l'autre de ces effets.

*
* *

Il faut aborder de front les difficultés de la thérapeutique, c'est l'unique moyen de ne pas se laisser envahir par le scepticisme. « L'inconstance des résultats, si l'on n'en pénètre les causes, est le désespoir de la science » (Dastre et Morat) et, souvent, en thérapeutique, la connaissance des effets actifs et réactifs donnera l'explication de l'inconstance des résultats. Faivre dépeint très bien l'état d'âme de l'étudiant et même du vieux praticien qui perdent leur foi dans la thérapeutique à cause de la faiblesse de leur raison. « Ce mélange non douteux des effets coercitifs et des effets de réaction, qui constitue à mes yeux ce que l'on entend souvent sous le titre vague d'effets physiologiques du remède, est une des grandes difficultés de la thérapeutique, et la cause la plus formelle, à mon sens, des divergences que l'on observe dans les opinions des praticiens sur un médicament donné. Ouvrez un traité quelconque de thérapeutique et vous verrez, à chaque page, des appréciations que je résumerai en ces quelques lignes : M*** a donné l'opium dans tel cas ; il assure en avoir obtenu de très bons effets ; mais M****, qui a expérimenté la même médication, n'en a rien obtenu de satisfaisant, il assure même avoir observé une aggravation des symptômes. Le lecteur, impatienté, ferme le livre et le relègue au plus haut rayon de sa bibliothèque en concluant au scepticisme ; tandis que le nœud de la question consiste en ce que l'un des deux praticiens, et tous les deux peut-être, n'ont tenu aucun compte des actions coercitives et des effets de réaction du médicament ; tout a été confondu ». (*Lyon Méd.*, II, 230).

En pratique, les effets actifs ou les effets réactifs peuvent avoir, dans leur utilisation en thérapeutique, des avantages et des inconvénients qu'il importe de connaître, afin de trouver l'indication de l'une ou de l'autre méthode et de justifier son choix par le résultat obtenu. Dans ses conclusions, Faivre prétend que ce choix est « affaire de tact médical ». « C'est à l'homme de l'art, en définitive, de bien examiner et de bien apprécier l'état des forces de son patient. Si elles sont telles qu'il puisse en attendre une réaction favorable, la médication par réaction sera préférable, puisqu'elle ne modifie pas l'organisme et ne le sauve de la maladie qu'en l'induisant à rentrer *de lui-même* dans l'état normal. Si, au contraire, les forces sont profondément altérées, vous n'obtiendrez rien des réactions, puisqu'elles sont impossibles ; il faut forcer le malade en le ramenant à l'état normal par voie directe, ou en le jetant violemment dans un état pathologique incompatible avec celui auquel vous voulez l'arracher, et moins fâcheux, bien entendu » (*Lyon Méd.*, II, 298).

Pour mieux conclure, à notre tour, examinons dans les deux méthodes leurs avantages et leurs inconvénients. Faivre nous donnera encore beaucoup d'arguments, en général très justes, en exposant les conditions de succès dans l'application de ces méthodes,

Utilisation des effets actifs.

Avantages. — Pour obtenir ces effets actifs il est indispensable de suivre la loi d'indication *Contraria contrariis* et de donner au malade une substance dont les effets actifs soient *opposés* aux symptômes morbides. Il est nécessaire, comme le dit Faivre, que vous forciez « un organisme à entrer dans une voie que vous jugez meilleure que celle qu'il parcourt spontanément sous l'empire de la maladie ». Mais, en réalité, pour combattre les effets actifs de la maladie, ce ne sont pas toujours les effets actifs ou coercitifs du médicament exactement contraires aux symptômes morbides qui sont le plus employés. Si cela était, le choix du contraire nécessiterait une individualisation minutieuse pour chaque cas particulier; or, le plus souvent, cette individualisation thérapeutique semble impossible, soit parce que le contraire est introuvable, soit parce que l'antagonisme est irréalisable au point de vue physiologique.

En effet, la production d'un effet actif contraire à un symptôme morbide est parfois illusoire, parce que beaucoup de symptômes morbides n'ont pas de contraires. En quoi, par exemple, le sommeil est-il le contraire de la douleur ? Aussi préfère-t-on attaquer la maladie, non par des moyens *contraires*, mais par des moyens *autres*, c'est-à-dire en prenant des voies détournées, méthode d'une généralisation plus facile, car, dans une médication *indirecte*, « *le calque symptomatique du médicament sur la maladie, indispensable dans la médication directe réactionnelle, devient complètement inutile* ». (*Lyon Méd.*, II, 365).

Un disciple de Bichat, Schwilgué (1), disait donc avec raison : « Lorsqu'il convient d'agir dans une maladie, c'est le changement qui est l'essentiel ». Et c'est surtout l'empirisme, l'*usus in morbis,* plutôt que l'expérimentation pure sur l'homme sain qui, dans cette méthode renseigne sur la valeur thérapeutique du *changement* obtenu. Les effets actifs des agents physiques ou chimiques ont alors une réelle efficacité pour lutter contre un symptôme d'ordre général ou, le plus souvent, d'ordre local explicable par une lésion d'ordre mécanico-physique ou même chimique. Une dérivation cutanée ou intestinale, une révulsion provoquent parfois des effets rapides, manifestant les avantages immédiats de la méthode coercitive.

Conditions posologiques. — Pour obtenir ces effets il semble que la quantité de la substance doit être en rapport direct avec l'effet à obtenir. « Vous êtes, comme le dit Faivre, obligé d'employer des doses d'autant plus coercitives que l'organisme en question est plus éloigné de la voie dans laquelle vous prétendez l'engager ». (*Lyon Méd.*, II, 300). La coercition doit aussi durer le temps nécessaire, car, « si vous jugez convenable de déplacer l'organisme de

---

(1) SCHWILGUÉ. — *Matière médicale*, 1818. Introduction, p. 21.

son milieu, au moyen d'une coercition médicamenteuse, il faut que cette action soit exercée pendant tout le temps que doit durer la position *excentrique* que vous exigez de lui ; dès que vous l'abandonnez à lui-même, il tend à revenir à son état primitif avec une violence qui est en raison directe du peu de durée de la coercition. Mieux que cela, la coercition continue exige des doses croissantes, dans l'immense majorité des cas, vu les effets du suétisme » (*Lyon Méd.*, II, 294).

Inconvénients. — Les thérapeutes qui utilisent l'effet actif, cherchent le plus possible, à réaliser un véritable antagonisme ou antidotisme physiologique, destiné à neutraliser les effets actifs morbides. Beaucoup de physiologistes ayant démontré que cet antagonisme physiologique avait des limites, il est intéressant de demander à ces physiologistes la preuve que l'utilisation, en thérapeutique, des effets actifs n'est pas toujours suivie du résultat curatif tel que des déductions en apparence logiques pourraient le faire supposer.

Examinons plutôt d'autres inconvénients plus positifs. Si l'on donne l'agent à dose insuffisante ou si son introduction n'est pas assez rapide, l'on peut observer des effets réactifs du début. Ceux-ci ne sont nuisibles que pendant le temps d'attente qui précède la production des effets actifs. Ils sont passagers et facilement évitables. Mais il peut se produire parfois des effets accessoires accompagnant l'effet actif désiré. « Le premier inconvénient de la coercition, dit Faivre, et c'est encore le moindre, consiste dans les sensations désagréables, souvent même douloureuses, qui accompagnent fatalement le symptôme pathogénétique recherché par le praticien. Vous voulez déterminer la somnolence de l'opium, et la plupart du temps, vous ne l'obtenez qu'en imposant, en même temps, une pesanteur de tête, une lourdeur de paupières, un malaise nauséeux indescriptible qui font trouver bien cher le sommeil acheté à ce prix ». (*Lyon Méd.*, II, 289).

Le danger n'est pas tout là, car « si vous réussissez, c'est fort bien, quoique ce ne soit pas toujours sans payer ce bénéfice par les inconvénients inhérents aux doses coercitives, c'est-à-dire par l'apparition de symptômes pathogénétiques dus au médicament, et que l'on était bien loin de chercher. Mais, si vous ne réussissez pas, l'organisme ne se trouve-t-il pas littéralement *écartelé* entre la maladie, d'une part, et le médicament, de l'autre, chacun tirant de son côté à qui sera le plus fort ? Et êtes-vous bien sûr qu'il ne puisse pas arriver que le malade meure, de cet écartèlement, autant et même plus que de sa maladie ? Etes-vous bien sûr enfin, que la chose ne soit pas arrivée plus d'une fois? Et ne sentez-vous pas, comme moi, combien est grave ce nouveau reproche à l'adresse de la médication coercitive ? (*Lyon Méd.*, II, 300).

« En un mot, le médicament employé à dose coercitive est *toujours*, entre les mains du praticien, comme un fusil qui *écarte* entre celles d'un chasseur : pour un ou deux plombs qui portent juste et qui, par conséquent, rendent tous les autres inutiles, il y en a cent qui portent à côté et qui ne servent à rien. Seulement, et c'est là que la comparaison pêche, quand un fusil écarte, les plombs inutiles se perdent en l'air, tandis que, parmi les actions coercitives d'un médicament, celles dont je n'ai que faire frappent sur le malade tout aussi bien que celle que j'appelle à mon aide dans l'intérêt du rétablissement de sa santé » (*Lyon Méd.*, II, 290). Et si l'on associe plusieurs substances dont on recherche les effets actifs, le malade ne reçoit pas seulement quelques plombs d'un fusil qui écarte, il reçoit plutôt, comme le disait Forget, de Strasbourg, une véritable *décharge à mitraille*.

Aussi « trop souvent, l'organisme qui a subi une médication coercitive garde-t-il l'empreinte plus ou moins ineffaçable de cette médication, à ce point qu'il faut, dans quelques cas, faire subir aux malades un traitement, coercitif ou réactionnel, secondaire et spécial, dans le seul but d'effacer les traces du traitement coercitif antérieur » (*Lyon Méd.*,II,291).

Il est donc très commun « de voir se produire à côté des effets coercitifs cherchés, des effets coercitifs que l'on ne cherchait pas », mais Faivre prétend qu'il est impossible, *en élevant les doses* « d'obtenir des effets coercitifs sans mélange de quelques effets réactionnels », lesquels seraient alors nuisibles. Il est vrai qu'une substance peut influencer plusieurs organes, et si cette substance détermine, dans l'un, des effets coercitifs cherchés, Faivre semble regretter qu'il se produise, dans un autre organe, des effets réactionnels non cherchés. Mais ce ne sont pas des effets réactionnels, comme le pense Faivre, ce sont plutôt des effets actifs nuisibles qui se sont manifestés, puisque ces derniers sont causés par l'*augmentation* de la quantité. Si l'on diminue la dose, il peut, certes, se produire des effets réactifs dans un autre organe que celui que l'on voulait influencer par des effets actifs, mais ces effets réactifs n'ont aucune conséquence fâcheuse, l'organe *sain* résiste avec avantage à l'impression légère du médicament. Si l'organe ne résiste pas, c'est qu'il peut être malade et que, plus susceptible, il peut être le siège d'une aggravation médicamenteuse.

Il est, cependant, des effets réactifs qui peuvent être nuisibles à l'organisme. Ce sont les effets réactifs de retour se produisant après les effets actifs et, cela, dans le même organe malade ayant subi auparavant les effets actifs. On peut dire qu'ils sont d'autant plus nuisibles que le remède a été choisi avec plus d'exactitude d'après la loi d'indication *Contraria contrariis*, pour annihiler les symptômes morbides. Si ces effets réactifs de retour sont persistants, et Vulpian a démontré qu'ils pouvaient durer parfois trente jours, ils sont nuisibles parce qu'ils sont contraires aux efforts de réaction de l'organisme malade. Ces effets réactifs de retour sont assez fréquents et laissent la maladie dans le même état qu'avant le traitement. Ils occasionnent parfois une aggravation persistante tant que la substance n'est pas complètement éliminée, et peut-être même par habitude organique, sorte d'immunisation à rebours, après l'élimination du médicament. C'est le cas des constipations qui s'aggravent après l'emploi de purgatifs répétés (1).

Conclusions. — Les effets actifs des subs-

(1) HAHNEMANN. — *Essai sur un nouveau principe* p. 39; *Organon*, §§ 23 et 69.

tances n'ont pas toujours ces inconvénients; ils se montrent curatifs dans beaucoup de cas; il semble plutôt qu'ils soient *palliatifs*. Si la palliation provoquée par eux est plus longue que la marche naturelle de la maladie et que les effets actifs soient sans autres mauvais effets sur l'organisme, la guérison survient, mais par voie indirecte.

Utilisation des effets réactifs.

Avantages. — Il est nécessaire, pour obtenir les avantages de ces effets réactifs, d'obéir à la loi d'indication *Similia similibus*, c'est-à-dire, comme le dit Faivre avec beaucoup de précision, de « rechercher le médicament dont la symptomatologie pathogénétique *ressemble* le plus exactement à celle de la maladie qu'il s'agit de faire disparaître » (*Lyon Méd.*, 300). Ce conseil est un guide certain pour trouver un agent chimique dont les effets actifs connus feront, par déduction, connaître les effets réactifs opposés ou contraires à la maladie à combattre. Mais comme en pratique, parmi les substances chimiques connues il n'en existe pas une dont tous les effets actifs ressemblent exactement à tous les effets actifs d'un agent morbigène souvent inconnu, il faut choisir, parmi les substances chimiques, celle dont l'*ensemble* des effets actifs *ressemble le plus exactement* à l'*ensemble* des symptômes morbides.

Faivre reconnaît la justesse et la véracité de la découverte de Hahnemann exigeant « comme condition *sine qua non* du succès, le calque exact de la symptomatologie médicamenteuse sur la symptomatologie morbide qu'il s'agit de faire disparaître » (*Lyon Méd.*, II, 364), et reconnaît surtout à cette méthode réactive l'avantage d'agir dans le même sens que la nature. Sous l'étreinte de la maladie, l'organisme ne demande qu'à se défendre et à revenir à son état normal. Ce n'est pas par une sorte de *dynamisme médicamenteux* (*pharmacodynamie*) que le remède produit la réaction, c'est le *dynamisme humain*, c'est « le principe physiologique qui régénère les organes » (Cl. Bernard), qui affirme sa volonté d'exister par un mécanisme particulier à chaque individu, et il est très heureux de trouver un aide utile dans le médicament. Cet agent est l'humble serviteur de l'organisme qui agit en maître pour faire disparaître parfois les altérations organiques quand elles ne sont pas cicatricielles. La forme humaine recouvre ainsi l'intégrité des organes, sa beauté plastique et, par suite, sa beauté psychique et morale, si l'on admet les rapports du physique et du moral ou, pour parler le langage des anciens, de l'âme et du corps. Comme le dit excellemment Faivre, la médication par réaction « ne sauve l'organisme de la maladie qu'en l'induisant à rentrer *de lui-même* dans l'état normal », elle laisse donc à l'organisme toute sa liberté; bien mieux, lorsqu'il l'a perdue, elle la lui rend en domptant ses tendances morbides.

Si les faits rapportés plus haut sont vrais, ce n'est pas en lisant les plus belles considérations théoriques que le lecteur saurait acquérir la preuve des avantages de cette méthode. Sa conviction ne peut être que le résultat de l'observation des faits, et le conseil unique, pour les contrôler, est d'expérimenter.

De nombreuses difficultés, il est vrai, attendent l'expérimentateur dès ses premiers essais, car pour agir dans le même sens que la nature, il faut savoir l'interroger, tenir compte de ses manifestations les plus délicates, et savoir reconnaître l'importance, non pas des plus apparentes, mais souvent celle des plus voilées. On a pu dire avec un semblant de raison : « Il n'y a pas de maladies, il n'y a que des malades ». Faisant la part de cette exagération, le pathologiste reconnaît qu'il y a beaucoup de vrai dans cet aphorisme ; aussi recomande-t-il, avec raison, *l'individualisation de chaque cas morbide*. Si cette conduite est rationnelle, pourquoi, en bonne logique, reprocherait-on au thérapeute de pratiquer au lit du malade cette *individualisation dans le choix du remède* qui est le corollaire nécessaire de l'individualisation pathologique ?

Dans certaines maladies déterminées, à peu près toujours identiques à elles-mêmes, et cela dans presque tous les individus, on peut quelquefois, avec raison, faire la *cure du nom*, c'est-à-dire, ces maladies étant données, on peut administrer avec succès le remède que l'on appelle, par sophisme paresseux, leur spécifique. Mais, lorsque cette cure est impossible, ne faut-il pas chercher à modifier le terrain individuel, substratum de la maladie, et faire la *cure du malade* dont la variabilité des symptômes d'un malade à l'autre n'est pas plus explicable que la diversité de la physionomie humaine.

L'individualisation dans le choix du remède est donc une grosse difficulté, mais, si l'on veut guérir, soit un cas qui ne ressemble à aucun autre — le praticien en rencontre souvent — soit un premier malade atteint d'une maladie inconnue ou épidémique, cette individualisation est nécessaire afin de trouver d'emblée le remède utile, évitant ainsi de nombreux tatonnements empiriques toujours préjudiciables au malade.

La thérapeutique, ceci est un fait constaté par l'histoire, ne doit donc pas attendre que la science pathologique soit achevée pour s'affirmer comme science et faire reconnaître l'utilité de son rôle. Une difficulté connue peut se surmonter plus aisément. Le choix d'un remède, dans tel cas morbide, est rendu plus facile par l'étude approfondie de la matière médicale, et les premiers résultats thérapeutiques obtenus encouragent bientôt à se familiariser avec ce jeu de casse-tête des pathogénésies.

Conditions posologiques. — Quand il s'agit de la quantité d'une substance à administrer à un malade, il est utile de se rappeler ce que Cl. Bernard (1) dit à ce sujet : « La question du dosage qui prend, dans la thérapeutique, une grande importance, est une des plus compliquées que l'on puisse aborder, et en même temps, une de celles qui, en physiologie, ont été envisagées sous le jour le plus faux. » Le médecin qui cherche à obtenir l'effet réactif d'une substance doit, pour réaliser son désir, observer les conditions posologiques nécessaires pour la production de cet effet réactif, en même temps qu'il obéit à la loi *Similia*

(1) Cl. Bernard. — *Effets des subst. tox. et méd.*, p. 334.

similibus. Le principe de l'atténuation des doses est inséparable de cette loi d'indication. Or, pour obtenir les effets réactifs d'une substance, l'expérience a démontré que l'on ne doit pas dépasser une certaine quantité de cette substance, afin de ne pas obtenir les effets actifs non cherchés.

Cette quantité-limite est certainement variable suivant le corps chimique considéré. Les effets actifs de telle substance peuvent apparaître après l'administration de quelques fractions de milligramme, alors que, pour telle autre substance, ces effets actifs n'apparaîtront pas après l'absorption de plusieurs grammes. Le véhicule inerte accompagnant le principe actif de la substance peut être la cause de leur non apparition.

Cette quantité-limite est aussi variable pour une même substance, si l'on considère deux organismes différents. Cette question est trop complexe pour qu'on puisse la traiter à fond en quelques lignes, car les différences signalées d'un organisme à l'autre ne sont pas seulement celles qui existent entre deux organismes à l'état de santé, mais celles qui sont constatées entre deux organismes malades. Et si l'individualisation du cas morbide et l'individualisation dans le choix du remède sont des conditions nécessaires, il doit en être de même pour la quantité de la substance à administrer. Mais la pratique médicale seule permettra de reconnaître s'il est préférable de rester bien en deçà de cette quantité-limite plutôt que de s'évertuer à friser les effets actifs sans les atteindre.

Comme le dit très justement Faivre : « Autant il est possible de simplifier l'action réactionnelle des médicaments, autant il est impossible d'éviter la complexité des actions coercitives » et, « en affaiblissant les doses, il est toujours possible d'obtenir des effets de réaction exclusifs de toute coercition » (*Lyon Médical*, II, 293). Si donc, dans certains cas, « vous jugez que vous pouvez obtenir une réaction, il faut pousser le malade dans le sens où il marche ; mais il ne faut pas le pousser si brutalement que vous le fassiez trébucher ; il ne faut pas, avec votre remède, assommer la puissance de réagir que la maladie n'avait pas tuée, elle. De là vient le précepte judicieux d'affaiblir les doses d'autant plus que la symptomatologie médicamenteuse est plus fidèlement calquée sur la symptomatologie morbide, et d'autant plus que la sensibilité du sujet est naturellement ou pathologiquement plus exquise » (*Lyon Médical*, II, 302).

Si la quantité-limite a été dépassée, et qu'il

y ait eu quelques effets actifs, la suspension du médicament ou la cessation de la médication (Trousseau) laisse alors les effets réactifs de retour achever la guérison momentanément entravée. Et comme ces effets réactifs de retour peuvent être persistants, l'on comprend très bien l'inutilité de la répétition de la dose. Même dans les cas où les effets réactifs n'ont pas été troublés par l'apparition des effets actifs, la répétition fréquente de la dose n'est pas toujours utile, car, d'après Faivre : « La médecine réactionnelle n'exige qu'un effort passager, sous peine de perdre son caractère par le fait même de sa durée, et, si vous avez besoin de prolonger la réaction, il faut réaliser deux conditions : la première consistant dans la brieveté de la provocation ; la seconde dans la répétition à des intervalles, variables suivant la nature du médicament et l'état du malade, dès que la vigueur de la réaction tend à s'abaisser au dessous de l'intensité requise » (*Lyon Médical*, II, 294).

La répétition de la dose peut donc avoir son utilité pour provoquer des effets réactifs continuels, mais, dans certains cas, la persistance de ces effets réactifs ne nécessite pas la continuation du médicament. Parfois même l'habitude organique imposée par les effets réactifs acquiert un caractère tellement durable qu'elle se continue même après l'élimination complète du médicament, et la guérison a un caractère si définitif qu'elle ressemble presque à une immunisation préservant de toute atteinte analogue ultérieure. L'immunisation elle-même n'est peut-être qu'une habitude physiologique de l'organisme, habitude acquise et persistante ou, mieux encore, une lésion cicatricielle intracellulaire laissée à l'organisme, soit par les effets réactifs, soit par les effets actifs de la cause morbigène. L'agent curatif d'une maladie peut avoir, par ses effets réactifs, un pouvoir immunisant, et parfois même devenir prophylactique, s'il est administré avant toute atteinte de la maladie. C'est le cas de l'immunité transitoire obtenue par les médicaments. Inversement, dans d'autres cas, un agent préservatif, immunisant quelquefois pour la vie entière, peut être, en théorie, ou pourra devenir, en pratique, un agent réellement curatif, si les effets actifs de la maladie n'ont pas encore annihilé toute réaction de l'organisme. Ces quelques considérations suffisent pour montrer les difficultés du problème qui résident dans les conditions posologiques nécessaires à la production des effets réactifs. Ce ne sont pas les contradicteurs ignorants qui, par leurs railleries ou la stupidité de leurs raisonnements, apporteront la

10

solution de ce problème, ce sont, encore une fois, les expérimentateurs sincères qui, par leur science et leur talent, sauront fixer une règle posologique précise dans chaque cas particulier.

Inconvénients. — Outre la difficulté pratique du choix du remède et de sa quantité, il est bon de connaître aussi les inconvénients réels de la médication réactive, pour mieux les éviter.

Dans les cas urgents où le temps presse, dit Faivre « le défaut de la médication réactionnelle est justement de n'être jamais pressée dans ses allures » (*Lyon Méd.*, II, 295). Faivre, insistant sur cet inconvénient, préfère, dans certains cas, la méthode coercitive, mais il diminue la valeur de son argumentation en préconisant aussi, dans ces mêmes cas, l'emploi de moyens réactionnels. A ces derniers appartiennent bien, en effet, « les frictions énergiques » (F. Franck), « l'acide acétique, l'ammoniaque, l'éther, l'alcool, les infusions aromatiques » qui, de l'aveu même de Faivre, sont des « stimulants ». Un effet réactif apparaît même souvent plus rapidement qu'un effet actif. L'expérience n'a-t-elle pas démontré que, dans la majorité des cas, il apparaissait le premier, et méritait souvent mieux que l'effet actif d'être appelé *stupéfiant* (injection d'éther). Il en est ainsi pour les substances ayant une influence courte et superficielle sur l'organisme ; il en est de même pour les substances qui, ayant une influence plus durable, manifestent mieux leurs effets curatifs dans les maladies chroniques. Du reste, dans chaque méthode, cela dépend du choix de l'agent et tel effet réactif indiqué aura souvent plus d'efficacité que tel effet actif non indiqué.

Si « la médication réactionnelle est la plus commode » il s'agit de savoir si elle est « la plus sûre dans ses effets » ; Faivre n'hésite pas à nier son efficacité constante, bien qu'il reconnaisse que les deux médications tiendraient une place égale dans l'arsenal d'un homme habile qui les connaîtrait bien toutes deux » (*Lyon Méd.*, II, 299).

Enfin, il est des cas où la méthode réactive ne peut avoir aucun résultat. « N'est-il pas de toute évidence que la médication réactionnelle, reposant essentiellement sur la réaction du malade contre le médicament, est radicalement impossible dans tous les cas où le malade est incapable de réaction » ? (*Lyon Méd.*, II, 295) Cette objection a une grande valeur, surtout si nous savons que le malade est incapable de réaction. Mais le savons-nous ? Par suite de l'enchaînement des phénomènes vitaux manifestés par l'organisme sous l'influence d'un agent physique ou chimique, phénomènes vitaux que l'analyse a dissociés en effets actifs et effets réactifs, effets opposés en réalité inséparables, ne peut-on pas dire aussi que, si le malade est incapable de réaction, la méthode active n'aura pas plus de résultat que la méthode réactive? Il semble donc que l'on ne puisse établir, au point de vue absolu, un parallèle entre les méthodes active et réactive.

Conclusions générales.

Cependant une comparaison approximative entre ces deux méthodes est possible, et nous demanderons à l'histoire de nous résumer les succès de l'une et de l'autre.

Les considérations précédentes permettent de comprendre les deux théories de traitement que Cl. Bernard examine en recherchant quels sont les principes rationnels de la thérapeutique (1). Certains médecins, confiants dans les « forces curatrices de la nature », pratiquent l'expectation en respectant, en favorisant même les efforts de la nature (Tradition

---

(1) Cl. Bernard. — *Leçons de Pathologie expérimentale*, 1872, p. 60.

hippocratique). D'autres médecins, au contraire, pensent que « la nature est aveugle et veut être dirigée dans ses opérations » (1), aussi sont-ils partisans des mesures les plus vigoureuses dans le traitement des maladies. (Tradition galénique).

Ces deux théories dominent tour à tour dans l'histoire de la thérapeutique. Il fut un temps, au XIXe siècle, où, devant l'insuccès des méthodes de traitement les plus vigoureuses, on tomba d'un excès dans un autre. Si l'expectation fut à la mode au temps de Broussais, c'est que cet homme de génie avait compris le néant de la thérapeutique d'alors, et qu'il avait eu raison, dans un certain sens, d'imposer à la thérapeutique un désarmement général, bien que par une sublime inconséquence, il voulût que le médecin restât armé

(1) Hahnemann aussi. dans la préface de la 4e édition allemande de l'*Organon* (trad. Jourdan 1832, p. III et IV), a été partisan de ces idées anciennes au sujet de la force vitale : « force impropre à rétablir l'ordre et l'harmonie quand la santé vient à se déranger », qu'une « tendance instinctive et automatique pousse à des actes révolutionnaires » ; « force aveugle qui choisit si mal les moyens de se porter secours à elle-même ». Ces idées étaient en contradiction avec celles qu'il exprimait dans le cours de l'ouvrage ; aussi les a-t-il abandonnées et réfutées dans la préface des éditions suivantes.

de sa lancette. Mais, à ce moment même, dans le traitement des anciennes maladies inflammatoires, la lancette, à son tour, fut obligée de céder sa place à une des meilleures armes de la thérapeutique, l'aconit, qui réussissait surtout dans les cas fébriles où l'on abusait sans résultat de la saignée. Et qui employait alors l'aconit, dont l'usage est aujourd'hui général, si ce n'est les disciples de Hahnemann ? Il est même curieux de constater que l'emploi des doses infinitésimales n'avait pas nui au début à la réhabilitation de ce médicament. Le recul des événements permet bien de voir aujourd'hui le tort des médecins qui, niant l'action des doses infinitésimales tombèrent de l'excès d'une thérapeutique trop active dans l'excès d'une thérapeutique négative.

Le véritable rôle du médecin consiste donc « à surveiller attentivement les efforts de la nature pour en tirer parti dès qu'une occasion favorable se présente » (Cl. Bernard) en recourant aux effets des médicaments. Parfois il aidera l'organisme à triompher du mal ou corrigera les efforts de la nature dans ses écarts.

*
* *

Ces deux méthodes ont donc leur indication respective. Chacune d'elles ayant ses résultats, l'on doit accorder la préférence à celle dont le développement justifie les succès et, s'il peut exister une rivalité entre les thérapeutes qui utilisent ou l'une ou l'autre, cette rivalité ne doit être qu'une cause de progrès. Faivre qui, malgré ses préventions, estimait la méthode réactionnelle dans beaucoup de cas aurait été plus affirmatif s'il avait connu les découvertes nouvelles faites, ces dernières années, dans le traitement des maladies infectieuses.

Pour guérir une maladie, surtout les maladies contagieuses, l'on ne se contente pas de la traiter par une substance chimique dont les effets actifs ont quelque *ressemblance* avec ceux de la maladie, on essaye aujourd'hui de la traiter par la substance chimique ou mieux par le virus qui provoque cette maladie même. Entre le remède et la maladie, il y a mieux qu'un rapport de *similitude*, il y a un rapport d'*identité*, mais là, comme toujours, la condition du succès est l'*atténuation* du virus.

L'histoire nous enseigne les diverses phases de l'évolution de cette idée. Dans la tradition de divers peuples l'on trouve que certaines maladies contagieuses furent traitées pas des substances qui devaient contenir le principe morbide contagieux. Mais ce n'étaient là que des cas isolés.

Le premier essai de généralisation fut peut-être dû à Constantin Hering (1), médecin allemand, émigré en Amérique. Etant alors à Paramaribo, il écrivait à Stapf, le 18 juin 1830, ces quelques réflexions qui lui étaient suggérées par ses expériences sur les venins de serpents : « C'est un fait d'expérience que, dans la règle, la force vitale ne peut pas réagir victorieusement contre l'action du venin des serpens et du virus hydrophobique, ainsi que contre celle des miasmes; elle est réduite à en subir l'action, elle est domptée par leur puissance; mais elle résiste puissamment, au contraire, à l'action de tous les poisons, lorsqu'ils sont préparés par la trituration (atténués) et mis en contact avec la langue et les nerfs. Pour me servir du langage de Hahnemann : les maladies artificielles produites par les médicamens préparés par la trituration sont plus puissantes que les maladies telluriques et miasmatiques. D'après une autre explication du même phénomène : la force vitale réagit toujours d'une manière marquée et victorieusement contre la puissance d'un médicament, d'un venin, d'une substance quelconque pré-

---

(1) *Archiv für die homœopathische Heilkunst* von Ernst Stapf, Leipzig, 1831, Bd. 10, Heft 2, 24. *Bibliothèque homœopathique de Genève*, 1833, tome II, p. 100.

parée par la méthode de Hahnemann; elle ne réagit point, ou du moins sans succès, contre l'action d'un venin, d'un miasme introduit dans l'organisme par la circulation du sang ou la respiration; elle ne peut pas résister et a toujours le dessous. Mais, lorsque la force vitale est stimulée à la réaction par une puissance agissant d'une manière analogue au miasme, alors elle surmonte également l'action du miasme ; en d'autres termes, la tendance maladive produite par le miasme cesse d'exister. Pourquoi maintenant la force vitale, stimulée à l'opposition par une dose de la préparation du virus hydrophobique, ne réagirait-elle pas en même temps contre les effets de ce même virus inoculé par la morsure, pour en neutraliser, ou du moins, pour en modérer l'action » ?...

« Déjà, en travaillant à me procurer et à éprouver le venin des serpens, j'avais dans l'idée d'ouvrir par là le chemin à la découverte d'un prophylactique contre la rage, mais surtout aussi d'un préservatif contre la petite vérole ».

Après quelques développements de ces idées, Hering conclut : « Le plus petit résultat obtenu, dans ce champ tout nouveau, pourrait faire concevoir les plus hautes espérances. Ce qui réussirait pour un virus, on pourrait l'attendre de tous les autres. Chaque maladie apporterait, dans son germe même, son remède et son prophylactique. La contagion serait arrêtée à son début, et le premier malade servirait à guérir tous les autres. La peste et le charbon perdraient leurs terreurs, et quelque fléau que nous apportât l'Orient, le remède nous arriverait en même temps que le mal ».

Hering se propose de faire quelques expériences, et croyant, avec Hahnemann, la psore (gale) génératrice de beaucoup de maladies chroniques (lèpre, phtisie, etc.), il saisira bientôt l'occasion de faire des essais avec le virus psorique.

Stapf, donnant un peu d'extension à cette méthode, émet l'idée, partagée déjà par d'autres médecins, « que l'on trouverait dans le virus du charbon un remède important et peut-être un spécifique contre la peste avec des bubons passant rapidement à la gangrène ».

Hering se défend, toutefois, d'avoir trouvé là un identique (ομον), disant que l'atténuation transformait cet identique en un semblable (ομοιον). Il s'appuie sur une idée analogue, soutenue alors en France, concernant l'identité d'origine des virus vaccin et variolique, le premier n'étant « qu'une dégénérescence de l'autre causée par sa transmission de l'homme à l'animal ». Il pense aussi « que le virus provenant d'individus différens, quoique de même nature, n'est peut-être pas absolument identique dans sa substance et ses effets ».

Lux (1), vétérinaire à Leipzig, en vulgarisant en Allemagne les idées de Hering, ne s'embarrasse pas des distinctions si précises faites par ce dernier, et pense que cette atténuation du virus réalise, non le *simillimum*, mais l'*æquale* (ἴσον). La méthode utilisant comme remède d'une maladie contagieuse son propre virus atténué, reçut alors de Lux le nom d'Isopathie.

Lux, le 31 décembre 1831, essaie de guérir un cheval atteint de la morve avec *Ozaena* (virus de la morve atténué). En 1832, Griesselich et Gross expérimentent *Psoricum* et Lux, dans son journal *Zooiasis* (2), énumère les remèdes isopathiques préparés par lui : *Anthrax*, *Coryza hominum*, *Leucorrhœa*,

---

(1) *Die Isopathik der Contagionen*, oder : Alle ansteckenden Krankheiten tragen in ihrem eigenen Ansteckungsstoffe das Mittel zu ihrer Heilung, von J. J. W. Lux, Leipzig, 1833.

(2) *Zooiasis*, oder Heilungen der Thiere nach dem Gesetze der Natur, von J.J. W. Lux. Bd 1, Heft 1. Leipzig, 1833, page 108. — Les numéros suivants citent un plus grand nombre de remèdes isopathiques.

Ozaena equorum, *Phthisicum*, *Scabies humida et sicca hominum*, *Scabies equorum*, *Syphilis*, *Vaccine*, *Variola hominum*.

Hering préconise *Phthisin*, contre la suppuration des poumons, dans sa lettre du 1er juillet 1833, et bientôt une grande quantité de produits morbides servirent à préparer des remèdes isopathiques.

L'enthousiasme manifesté pour l'Isopathie dura peu de temps (1833-1840) et, après quelques années d'oubli, elle réapparut sous une forme nouvelle. Déjà Hering (1) avait avancé que les préparations d'organes avaient une influence sur ces organes mêmes, mais ce fut Hermann de Thalgau qui, en 1846, désigna comme véritable Isopathie « la puissance médicatrice de la substance des organes dans les maladies des organes homonymes » (2). Les préparations de *Cérébrine*, *Dentine*, *Stomachine*, *Pulmonine*, *Hépatine*, *Liénine*, *Biline*, etc., ont un air de parenté avec l'opothérapie ou l'organothérapie actuelle.

Ces idées et ces faits, sans être oubliés

---

(1) Archives de Stapf, 1834, t. 14, cahier 2, p. 99.

(2) *Allgemeine homœopathische Zeitung*, Bd 27, p. 187 ; Griesselich : *Manuel* pour servir à l'étude critique de la médecine homœopathique, traduction Schlesinger-Rahier, Paris, 1849.

entièrement, restèrent cependant méconnus, ou suscitèrent peu de nouvelles expériences, lorsqu'en 1874, T.-J.-M Collet (1), alors à Mossoul (Mésopotamie), sans connaître les travaux de Hering et de Lux, essaya, pour traiter l'angine couenneuse, de préparer, avec une fausse membrane, un remède qu'il appela : *diphtérine*. Les succès thérapeutiques qu'il obtint, lui firent généraliser sa méthode et appliquer le traitement isopathique à toutes les maladies. Il traita les maladies contagieuses dont il trouva le virus dans les produits d'inoculation, ainsi que les auto-intoxications, maladies constitutionnelles ou maladies de terrain, maladies par ralentissement de la nutrition, cherchant, dans les produits morbides, la matière qui, atténuée, lui servait de remède.

La pathogénésie de *Hydrophobin*, publiée dans le *Philadelphia Journal of Homœopathy* (III, 262), par J.-R. Coxe, fut complétée par Hering qui donna le nom de *Lyssin* à cette préparation (*The North American Journal of Homœopathy*, 1878).

Swan publia, dans le *New Organon* (1879, vol. V), *deux cas de guérison de tuberculose*

---

(1) T.-J.-M. Collet. — *Isopathie*, Méthode Pasteur par voie interne démontrant la certitude et l'unité de la Science médicale. Paris, 1898, p. 91, 227.

avec Tuberculinum. Skinner et Burnett (1) employèrent dès 1885 une préparation isopathique nouvelle, le *Bacillinum*, dans le traitement de la phtisie.

Si Hering, à Philadelphie, continua ses expériences avec ces produits morbides atténués, qu'il appelait des *nosodes*, il faut reconnaître qu'en général les partisans de la thérapeutique hahnemanienne s'obstinèrent à conserver à l'homœopathie ce droit d'aînesse qu'elle avait sur sa sœur cadette, l'isopathie, et empêchèrent ainsi le développement de cette méthode plus parfaite.

Ces considérations historiques démontrent suffisamment que Hering, Lux, Collet sont des ancêtres dignes du grand Pasteur, et aux deux lois précédemment énoncées : *Contraria contrariis* et *Similia similibus*, il convient d'ajouter cette loi nouvelle : *Æqualia æqualibus curentur*.

Quand les travaux de Pasteur parurent, il y eut, parmi les partisans de l'école hahnemanienne, plusieurs médecins qui reconnurent l'analogie des anciennes idées de Hering et de

---

(1) J. Compton Burnett. — *Five years' experience in the new cure of consumption by its own virus*. Londres, 1890.

Lux et des nouvelles découvertes de Pasteur. Beaucoup d'entre eux tentèrent de nouvelles expériences.

En France, un des premiers, Kruger (1) de Nîmes, défendit les idées de Hering et de Lux. Paul Clément, Flasschoen, J.-P. Tessier (2), Conan (3), Ozanam rappelèrent les anciens résultats obtenus par l'isopathie.

En Belgique, Gailliard, Mersch vulgarisèrent ces mêmes idées (4).

En Angleterre, Burnett, Skinner continuèrent leurs expériences ; en Allemagne, après les insuccès de Koch, plusieurs médecins, Goullon, Kunkel, Von Bakody, etc., pensèrent que l'aggravation médicamenteuse pouvait être évitée si l'on faisait subir à la tuberculine une atténuation d'après les procédés

---

(1) KRUGER. — *Bibliothèque Homœopathique*, publiée par la Société hahnemannienne fédérative, 1881, 1882 ; *Virus et Venins, Remèdes internes*. Paris, 1899.

(2) *Bulletin de la Société Médicale homœopathique de France*, 1884, p. 97, 177.

(3) CONAN. — *Traité d'Homc-Homœopathie*. Paris, 1888.

(4) *L'Union Homœopathique*, Anvers, 1891, p. 50 ; *Journal Belge d'Homœopathie*, Bruxelles, 1894, p. 48, 152, 223 ; 1895, p. 20, 192.

hahnemanniens, et en Suisse, Nebel (1), du Sanatorium homœopathique de Davos, partisan de ces idées, s'est fait le défenseur de la méthode isopathique.

*
* *

Comme l'homœopathie, l'isopathie se rattache à la méthode réactive. Les expériences futures, l'emploi de méthodes différentes (2) faciliteront peut-être plus tard la compréhension de ces faits. Comme toujours la pratique et la théorie se prêteront un mutuel et incessant appui et l'explication supposée, si elle se rapproche de la vérité, rendra l'application plus raisonnée. L'explication de la guérison par la production de l'effet réactif, tout en

---

(1) *Zeitschrift des Berliner Vereines Homœopathischer Aerzte*, 1901, 1902. — Nebel : Contribution à l'Histoire de l'Isopathie; Pathogénésie de Tuberculinum, *Journal Belge d'Homœopathie*, 1901, 1902.

(2) Atténuation *in vitro* par le procédé hahnemannien et par les premiers procédés pasteuriens (vieillissement des cultures, dessèchement des organes infectés); atténuation *in vivo* par le procédé d'immunisation d'un animal dont le sérum est ensuite injecté au malade.

satisfaisant mieux l'esprit, n'a pas plus de valeur que celle qui invoque la réaction de la force vitale, parce que nous ne savons pas le comment et le pourquoi de la production des effets opposés dans un organisme vivant.

Mais dans l'application, laissons-nous guider par des idées générales qui sont un réel besoin scientifique, car l'on souhaite toujours la généralisation d'un fait nouveau, regrettant souvent que la complexité de la vie s'oppose incessamment à cette généralisation que l'on voudrait légitime. En appliquant telle méthode dans l'art de guérir, ne craignons pas d'imiter ceux qui se servaient de la pompe avant Pascal. Du reste n'en a-t-il pas été toujours ainsi, la conscience de la vie ne suffit-elle pas à ceux qui n'en possèdent pas encore la science. Et puisque dans l'étude de cette science, les physiologistes ont été nos meilleurs guides, demandons leur aussi notre conclusion.

Comme l'enseigne Morat (1), « peu importe, au fond, la justesse de nos théories du moment ou leur ruine future, si elles nous mettent en main ce déterminisme qui assure notre puissance sur les choses ». Dans la pra-

(1) MORAT. *Traité de Physiologie.* Introduction.

tique médicale, le thérapeute ne doit pas oublier qu'en fait « l'intervention de la vie, loin de supprimer le déterminisme, le complique au contraire, en allongeant la chaîne des causes ; mais comme en même temps elle hiérarchise celles-ci et les subordonne à quelque condition facilement accessible, elle nous permet de les gouverner sans être obligés d'en connaître le détail. »

Au lit du malade, il nous est permis de demander, tantôt au *vitalisme*, tantôt au *mécanicisme*, quelques idées directrices, à la condition de nous rappeler que « ces artifices de doctrine n'ont de valeur ou d'utilité que par les progrès qu'ils nous font accomplir dans la connaissance pratique des choses ; c'est leur fécondité qui fait leur justification. »

TABLE DES MATIÈRES

CHAPITRE II

La thérapeutique utilise les uns ou les autres des effets opposés.

CHAPITRE III

279. — Impr. P. Legendre & Cie, rue Bellecordière, 14, Lyon.

www.ingramcontent.com/pod-product-compliance
Ingram Content Group UK Ltd.
Pitfield, Milton Keynes, MK11 3LW, UK
UKHW022109260726
13993UKWH00001B/401